PraxisWissen

Umgang mit Gefühlen in der psychiatrischen Arbeit

Psychiatrie Verlag

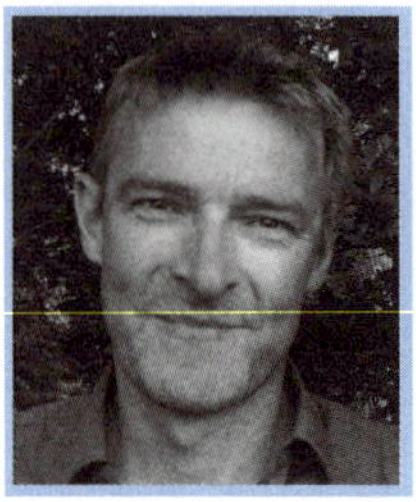

ANDREAS KNUF ist Psychologischer Psychotherapeut mit eigener Praxis in Konstanz. Er hat zahlreiche Bücher und Aufsätze zu Borderline, Empowerment und Achtsamkeit veröffentlicht. Weitere Artikel zum Thema des Buches finden Sie unter www.andreas-knuf.de.

PraxisWissen

Andreas Knuf

Umgang mit Gefühlen in der psychiatrischen Arbeit

Psychiatrie Verlag

Die Reihe **Praxis**Wissen wird herausgegeben von:
Michaela Amering, Andreas Bechdolf, Michael Eink,
Caroline Gurtner, Klaus Obert und Tobias Teismann

Andreas Knuf
Umgang mit Gefühlen in der psychiatrischen Arbeit
PraxisWissen 6
1. Auflage 2020
ISBN: 978-3-88414-955-3
ISBN E-Book (PDF): 978-3-96605-062-3
ISBN E-Book (EPUB): 978-3-96605-065-4

Bibliografische Information der Deutschen Nationalbibliothek
Die Deutsche Bibliothek verzeichnet diese Publikation in der Deutschen Nationalbibliografie; detaillierte bibliografische Daten sind im Internet über http://dnb.d-nb.de.

Lektorat: Uwe Britten, Eisenach
Umschlagkonzeption und -gestaltung: studio goe, Düsseldorf,
unter Verwendung eines Fotos von dkidpix/iStock.com
Typografiekonzeption und Satz: Iga Bielejec, Nierstein
Druck und Bindung: Westermann Druck Zwickau

Sich Gefühlen stellen – Einleitung

In der Arbeit mit psychisch erkrankten Menschen geht es *eigentlich* von morgens bis abends um Gefühle. Die Klientinnen und Klienten haben nämlich oft heftige Gefühle: Sie sind verzweifelt, fühlen sich einsam, sind zutiefst beschämt oder haben grenzenlose Angst. Diese Gefühle mitzutragen stellt eine besondere Herausforderung für die professionell Tätigen dar. Andere Klienten wiederum haben kaum einen Zugang zu ihren Gefühlen und empfinden sich eher leblos, taub oder »wie unter einer Käseglocke«.

Die Gefühle der Klienten führen oft zu problematischen Verhaltensweisen: Jemand beginnt neben der psychischen Erkrankung auch noch, Alkohol oder andere Drogen zu konsumieren, weil Gefühle von Einsamkeit oder Empfindungen von Sinnlosigkeit nicht ertragen werden. Niemand bringt sich wegen irgendwelcher Gedanken um, es sind vielmehr die unangenehmen Gefühle, die als »schrecklich«, als nicht mehr aushaltbar erlebt werden.

Jede psychische Erkrankung hat ihre eigenen Emotionen, etwa die starke Wut bei Borderlinebetroffenen oder die paranoide Angst bei Psychoseklienten. Auch wenn es um Genesungsschritte geht, sind es die Gefühle, die maßgeblich darüber entscheiden, ob sich ein Entwicklungsprozess vollziehen kann oder nicht. Wer sich beispielsweise für seine Erkrankung oder ihre Folgen sehr schämt, wird sich womöglich zurückziehen, und in der Folge reduziert sich sein soziales Netz mit zumeist negativen Konsequenzen für den Gesundungsweg. Doch nicht nur die Klientinnen und Klienten sind mit starken Gefühlen konfrontiert, sondern wir Helfenden ebenso. Angst, Ekel, Ohnmacht oder Ärger werden in den Begegnungen mit den Klienten aktiviert, können aber ebenso in Teamsituationen ausgelöst werden.

Der großen Bedeutung von Gefühlen bei psychischen Erkrankungen steht ein psychiatrisches Behandlungssystem gegenüber, das Gefühle vielfach eher als »Beiwerk« betrachtet denn als zentralen Faktor, der über psychisches Wohlbefinden, das Wiederauftreten von Krisen oder über Genesungsprozesse entscheidet. Gefühle werden vielfach ignoriert, vorschnell pathologisiert oder durch Medikamente zu regulieren versucht. Viele Mitarbeitende psychiatrischer Einrichtungen schildern, dass sie in ihren Ausbildungen wenig über Gefühle gelernt haben. Das ist leider über fast alle Berufsgruppen hinweg der Fall, denn selbst angehende Psychotherapeuten lernen viel zu wenig über Gefühle und den Umgang mit ihnen. Über Jahrzehnte dominierte in der psychiatrischen Versorgung, aber auch in weiten Teilen der Psychotherapielandschaft die Kognitive Verhaltenstherapie, die vor allem über die Veränderung von Gedanken bemüht ist, auf das Befinden der Klienten Einfluss zu nehmen. Die Gefühle galten auch hier fast schon als nebensächlich, anfangs wurde sogar versucht, sie völlig auszuklammern.

Innerhalb der Psychotherapie ist nun allerdings schon seit Längerem eine »emotionale Wende« eingeleitet worden. Alle neueren Therapiemethoden wie die Schematherapie oder die Acceptance and Commitment Therapy messen den Gefühlen ihrer Klientinnen und Klienten eine sehr große Bedeutung zu und vermitteln Werkzeuge, die vornehmlich auf der emotionalen Ebene Veränderungen bewirken sollen. Auch in anderen Bereichen, etwa im Management oder in der Erziehung, wird den Gefühlen eine immer wichtigere Rolle zugesprochen. Hintergrund sind vor allem die inzwischen zahlreichen neurowissenschaftlichen Studien, die uns zeigen, dass Gefühle bisher maßlos unterschätzt wurden. Gefühle und unser Umgang mit ihnen entscheiden ganz maßgeblich darüber, wie es uns geht, welche Entscheidungen wir treffen, wofür wir motiviert sind, ob wir in eine psychische Krise geraten und wie leicht oder schwer es uns fällt, davon wieder zu genesen.

Während diese emotionale Wende in vielen Bereichen psychosozialer Arbeit, vor allem in der Psychosomatik und Psychotherapie, langsam zum Standard wird, öffnet sich die Psychiatrie mit etwas Verspätung dieser Dimension unserer Arbeit. So erstaunt es vielleicht auch gar nicht, dass der 1978 gegründete Psychiatrie Verlag nach über vierzigjähriger Geschichte nun erstmals ein Fachbuch über die sozialpsychiatrische Arbeit mit Gefühlen vorlegt.

Wenn man in die Psychiatriegeschichte schaut, so stellt man fest, dass längst nicht immer die Gefühle der Klienten stiefmütterlich behandelt wurden. Schon Eugen Bleuler, der Begründer des moderneren Schizophreniekonzepts, betonte vor rund einhundert Jahren die Bedeutung emotionaler Prozesse selbst bei nicht typischen affektiven Störungen wie der Schizophrenie. Am bekanntesten ist wohl die vom Berner Psychiater Luc Ciompi entworfene »Affektlogik« geworden, die unter anderem in die Arbeitsweise der Soteria-Begleitung eingeflossen ist. Doch diese Ansätze blieben letztlich Randerscheinungen und konnten die Psychiatrie als Ganze nicht sonderlich beeinflussen. Diese hat sich im Rahmen der Psychopathologie zwar immer schon mit Gefühlen beschäftigt; und so wurden zahlreiche Begriffe kreiert, um psychopathologische Symptome zu beschreiben, etwa Parathymie (unangemessener Affekt), Affektarmut, Affektstarre oder Gefühlsambivalenz (das Nebeneinander widerstrebender Gefühle), doch oftmals ist es über die teils sehr differenzierte Beschreibung von Gefühlsabsonderlichkeiten nicht hinausgegangen, denn auf die *therapeutische* Arbeit hat diese genaue psychopathologische Untersuchung vielfach kaum Einfluss genommen.

Ein psychiatrisches Krankheitsbild hat es aber schon vor fast dreißig Jahren geschafft, als Störung des Umgangs mit Gefühlen verstanden zu werden, nämlich die Borderlinestörung. Auch bei anderen Persönlichkeitsstörungen ist es offensichtlich, dass die Betroffenen nicht gut mit ihren Gefühlen umgehen können und daher immer wieder in emotionale Ausnahmezustände geraten, die sie zu (selbst-) destruktiven Verhaltensweisen bewegen. Dementsprechend wurde in vielen Einrichtungen schon vor längerer Zeit die Dialektisch-Behaviorale Therapie (DBT) oder Elemente daraus eingeführt, die sich explizit dem Umgang mit Gefühlen widmet. Heute müssen wir aber eher davon ausgehen, dass *alle* psychischen Erkrankungen entweder ebenfalls Störungen des Umgangs mit Gefühlen sind oder der Umgang mit Gefühlen zumindest zentral an der psychischen Erkrankung beteiligt ist. Der Unterschied zur Borderlineerkrankung ist lediglich, dass die Schwierigkeiten im Umgang mit Gefühlen nicht so offensichtlich sind, weil beispielsweise ein schlechter Zugang zu den Gefühlen im sozialpsychiatrischen Alltag kaum auffällt.

Nach allem, was wir heute wissen, ist ein ungünstiger Umgang mit Gefühlen nicht nur die Folge psychischer Erkrankungen, sondern trägt mit zu ihrem Entstehen bei und hält diese aufrecht. So entstehen etwa Suchterkrankungen unter anderem dadurch, dass Menschen bestimmte unangenehme Gefühle nicht ertragen können und diese durch das Suchtmittel zu regulieren versuchen. Auch für die Recoveryprozesse ist es ganz entscheidend, wie mit Gefühlen umgegangen wird. Wenn die Scham zu groß ist und nicht überwunden wird, bleibt der Klient in Selbstverurteilung gefangen und kann keine weiteren Gesundungsschritte machen. Wenn Verluste und ungelebtes Leben, etwa die nie gelebte Partnerschaft oder der Verlust der beruflichen Anerkennung, nicht hinreichend betrauert werden, gelingt die für den Recoveryprozess so wichtige Öffnung für neue Lebensmöglichkeiten nicht.

In der sozialpsychiatrischen Arbeit haben wir es mit verschiedensten Klientinnen und Klienten zu tun, die ganz unterschiedliche Formen des ungünstigen oder günstigen Umgangs mit Emotionen leben. Viele von ihnen haben überhaupt keinen oder einen sehr eingeschränkten Zugang zu ihren Gefühlen. Sie sind oft emotional kaum spürbar, selbst in aufwühlenden Situationen. Wenn es beispielsweise zu einem Todesfall kommt, sind die Gefühle dieser Menschen nur schwer wahrnehmbar. Andere Klienten sind ununterbrochen mit ihren Gefühlen beschäftigt, denn sie haben heftige Gefühle, die sie nicht regulieren können und die oft unkontrolliert ausgedrückt werden, was sowohl für den Betroffenen selbst als auch für sein soziales Umfeld, und zwar inklusive professionell Tätiger, ausgesprochen herausfordernd sein kann. Unter Umständen neigen sie zu selbstschädigenden Verhaltensweisen oder entwickeln Suizidgedanken. Für diese beiden Gruppen, sie werden in der Fachsprache als »unterregulierte« und »überregulierte« Klienten bezeichnet, braucht das Hilfesystem unterstützende Strategien zum Umgang mit Gefühlen, und zwar ganz unterschiedliche, je nach dem emotionalen Umgangsstil des Klienten.

Bei allen Berührungsängsten gibt es in Bezug auf Gefühle seit einigen Jahren ein wahres Zauberwort in der psychiatrischen Versorgung: Emotionsregulation. Wie der Begriff schon sagt, geht es um die Fähigkeit, Gefühle zu *regulieren,* damit sie uns nicht überschwemmen und sich negativ auf unser Leben auswirken. Diese Fähigkeit ist wichtig, wir brauchen sie für ein zufriedenes Leben und für den Umgang mit all den Alltagssituationen, die Gefühle auslösen. Im psychiatrischen Alltag bedeutet sie aber allzu oft, dass Gefühle herunterreguliert werden sollen, womit vielfach leider nur gemeint ist, dass »störende« Gefühle verschwinden sollen. Doch Gefühle haben einen Sinn oder eine Funktion, sodass es eben nicht einfach darum gehen kann, sie »wegzumachen«. Für einen guten Umgang mit Gefühlen sind zahlreiche Fähigkeiten erforderlich, etwa die Fähigkeit, sie überhaupt wahrzunehmen, sie auszuhalten, ihre Botschaft zu verstehen oder sie anderen zu zeigen. All diese Fähigkeiten sollten wir den Klienten vermitteln, anstatt vornehmlich die Gefühle zu »regulieren«, damit sie niemanden stören.

Aber nicht nur die Klientinnen und Klienten, sondern auch wir Helfende sind mit starken Gefühlen konfrontiert, denn Gefühle sind ansteckend. Helfende werden von den Gefühlen ihrer Klienten berührt und eigene Gefühle werden durch Themen von Klienten aktiviert. Die Arbeit mit unseren Klienten kann beispielsweise Empfindungen von Ohnmacht, Ärger oder Ekel auslösen: Ärger etwa über einen Klienten, der sich nicht an Absprachen hält, Ekelempfinden gegenüber einer Klientin mit starkem Körpergeruch oder Angst vor einem Klienten, der zu impulsivem Verhalten neigt. All das sind Gefühle, die wir Helferinnen und Helfer ganz und gar nicht mögen und die uns oft an die Grenze unserer psychischen Belastbarkeit und unserer professionellen Handlungsfähigkeit bringen. Wenn Mitarbeitende ihre Arbeitsstelle wechseln wollen oder in die Nähe eines Burnouts geraten, dann hat das vielfach etwas mit solchen unerträglich erscheinenden und belastenden Gefühlen zu tun. Diese ergeben sich aber nicht nur im Klientenkontakt, sondern ebenso in schwierigen Teamkonstellationen oder dauerhaft erschöpfenden Arbeitsstrukturen.

Auch wir Helfenden sollten also lernen, gut mit unseren Gefühlen umzugehen. In vielen Teams gibt es eine sehr offene und ehrliche Atmosphäre, in der sich Mitarbeitende trauen, sich mit ihren Empfindungen zu zeigen. In anderen Teams allerdings versuchen die Mitglieder möglichst »cool« zu bleiben, weil es dort für unprofessionell gehalten wird, Gefühlen offen und ehrlich Raum zu geben.

Das vorliegende Buch widmet sich all diesen Themen und wendet sich an alle Berufsgruppen, die mit psychisch erkrankten Menschen arbeiten: Sozialpädagogen, Pflegekräfte, Psychologen und Psychiater, Heilerziehungspflegende und natürlich auch an Peers. Sie alle sind mit den Gefühlen ihrer Klienten und mit ihren eigenen konfrontiert und müssen darauf reagieren. Dabei haben sie dafür vielfach keinen direkten therapeutischen Auftrag, aber ihr Handeln hat oft natürlich trotzdem eine therapeutische Wirkung. Gefühle rufen nach einer

Antwort, wenn sie »heiß« sind, also wenn sie aktiviert sind. Gefühle warten nicht auf die nächste Stunde beim Psychotherapeuten oder auf den nächsten Termin beim Psychiater in drei Wochen. Dies sind wichtige Situationen, denn über Gefühle zu sprechen, die gerade gar nicht vorhanden sind, bringt oft wenig. Viel sinnvoller ist es, sie zu nutzen, wenn sie »hochkochen«. Daher sollten sich alle Berufsgruppen qualifizieren, um zu wissen, wie sie ihren Klienten helfen können, hilfreich mit ihren Gefühlen umzugehen.

Die lange Zeit vertretene Haltung, Gefühle seien ausschließlich Sache der Psychologen und Ärzte, kann heute nicht weiter aufrechterhalten werden. Ganz im Gegenteil: Jenen Mitarbeitenden, die in den vielen Alltagssituationen, in denen Gefühle ausgelöst werden, mit dem Klienten Kontakt haben, bietet sich eine ganz besondere Chance zur Unterstützung eines guten Umgangs mit Gefühlen.

Gemeinhin wird versucht, die Hilfen für den Klienten von der Diagnose abzuleiten, also beispielsweise bei einem depressiven Klienten zu überlegen, was allgemein ein Mensch mit einer Depression braucht und was ihm helfen könnte. Meiner Meinung nach spricht in der (sozial-)psychiatrischen Arbeit einiges dafür, die Hilfe eher von den individuellen Gefühlen der Klienten abzuleiten, etwa zu überlegen, was genau dieser Mensch braucht, der unter starken Ängsten leidet. Die Emotionen sind oft der Kern des psychischen Leids. Daher ist es in Alltagssituationen ausgesprochen wichtig, zu wissen, wie man beispielsweise Menschen darin unterstützen kann, mit ihrer Angst oder ihrer Verzweiflung umzugehen.

Wer sich den Gefühlen, wie sie sich bei psychischen Erkrankungen ausdrücken, zuwendet, wird angemessener und hilfreicher auf die Verhaltensweisen der Klientinnen und Klienten reagieren können. Und wer sich dabei auch den eigenen Gefühlen stellt, wird zudem zufriedener sein mit der eigenen Arbeit – und ganz nebenbei dann auch noch mit dem eigenen Leben.

Hinführung

Gefühlsunterdrückung in unserer Gesellschaft

Viele von uns haben gelernt, dass Gefühle eher nicht gezeigt werden sollten. Berühmte Sprüche wie »Indianer kennen keinen Schmerz« sind Ausdruck eines eher unterdrückenden Umgangsstils mit Gefühlen, einer sogenannten Emotionssuppression. Vor allem unangenehme Gefühle sollen, so die Botschaft in vielen Herkunftsfamilien, verschwinden oder am besten gar nicht erst auftauchen. Die wenigsten Menschen geben an, dass ihnen ihre Eltern einen authentischen und offenen Umgang mit Gefühlen vermittelt haben und die Eltern für sie ein Modell für einen guten Umgang mit Gefühlen sind oder waren.

Das »Wegdrücken« von Gefühlen ist kein neues Phänomen und es ist auch nicht nur in Mitteleuropa, sondern in vielen Kulturen zu finden. Bereits seit dem 18. Jahrhundert wurden pädagogische Konzepte vertreten, die den Kindern ihre »Rohheit« und Wildheit austreiben sollten (Plamper 2012). Gefühle sollten unterdrückt werden, um dadurch die reine Vernunft zu fördern. Im Rahmen der sogenannten Schwarzen Pädagogik wurde im Nazi-Deutschland ein extrem emotionssuppressiver Erziehungsstil vertreten: Kinder sollten wenig berührt, die Bindung sollte eher oberflächlich gehalten werden. Und auch nach dem Krieg wurden in einer traumatisierten Gesellschaft Gefühle wie Scham, Schuld und Trauer beiseitegedrückt, stattdessen versuchte sich die deutsche Gesellschaft in den 1950er-Jahren mit einer aufgesetzten »entpolitisierten Fröhlichkeit« in der Kleinfamilie.

Der hier beschriebene emotionssuppressive Umgangsstil ist entsprechend zahlreichen Untersuchungen nicht hilfreich für psychische

Stabilität und für die Verarbeitung herausfordernder biografischer Erfahrungen. Nur bei schweren Bedrohungen und Traumatisierungen kann er vorübergehend sinnvoll sein, ansonsten gehört die Emotionsunterdrückung zu den ungünstigsten Strategien zum Verarbeiten emotionaler Herausforderungen überhaupt.

Diesen gefühlsunterdrückenden Umgangsstil haben viele unserer Klientinnen und Klienten und auch viele von uns Fachpersonen vermittelt bekommen. Er beeinflusst natürlich den Umgangsstil mit den eigenen Gefühlen auch im Erwachsenenalter. Klienten entschuldigen sich beispielsweise, wenn ihnen die Tränen kommen, oder sie versuchen vorab schon aufsteigende Tränen zu unterdrücken. Mitarbeitende trauen sich selbst in Supervisionen manchmal nicht, zu zeigen, wie es ihnen wirklich geht. So werden etwa Angst vor einem Klienten oder Ekel ihm gegenüber verleugnet, statt sich offen mit diesen Gefühlen zu beschäftigen. Erst in jüngster Zeit hat sich durch eine gesamtgesellschaftliche Veränderung im Hinblick auf den Umgang mit Gefühlen auch die Erziehung verändert. Heute wird den Gefühlen der Kinder meistens mehr Raum gegeben und Eltern verbergen ihre eigenen Gefühle vor ihren Kindern vielfach nicht mehr oder weniger stark.

Bevor Sie weiterlesen, halten Sie einen Moment inne, um kurz zu reflektieren, mit welcher Form des Umgangs mit Gefühlen Sie aufgewachsen sind.

? Wurde Ihnen in Ihrer Kindheit und frühen Jugend vermittelt, dass Gefühle normal sind und zum Leben dazugehören? Oder haben Sie eher gelernt, dass sie nicht gezeigt werden sollten? Haben Sie Ihre Eltern weinen gesehen? Wie wurde in Ihrer Familie mit Traurigkeit, Ärger oder Freude umgegangen? Wie haben Ihre Eltern reagiert, wenn Sie als Kind Freude, Angst oder Scham empfunden haben? Wurde darüber gesprochen? Wurden die Empfindungen anerkannt oder in irgendeiner Form negativ bewertet ?

Dysfunktionaler Umgangsstil mit Gefühlen

Die Gefühlsunterdrückung in unserer Gesellschaft wirkt sich darauf aus, wie unsere Klienten und natürlich auch wir Helfenden mit Gefühlen umgehen. Es entscheiden allerdings noch zahlreiche weitere Faktoren darüber, welche Haltung wir im späteren Erwachsenenleben unseren Emotionen gegenüber einnehmen. Wie bei allen Eigenschaften spielt auch beim Umgang mit Gefühlen unsere biologische Ausstattung eine große Rolle. Während manche Kinder von ihrer Veranlagung her ruhig und ausgeglichen sind, neigen andere zu starken Gefühlsausbrüchen. Auch der Verlauf von Schwangerschaft und Geburt kann sich auf jene Bereiche unseres Gehirns auswirken, die für die Emotionsverarbeitung zuständig sind (siehe dazu Berking 2010).

Vor allem aber ist zentral, welches Modell Eltern ihren Kindern bieten: Zeigen sie ihrem Kind beispielsweise, dass sie ihre eigenen Gefühle »halten« können und sich nicht von ihnen in Panik versetzen lassen? Oder versuchen sie jedes unangenehme Gefühl sofort zu regulieren, etwa indem Beruhigungsmittel oder Ablenkungen genutzt werden? Weiter ist bedeutsam, wie die Eltern auf die Gefühle des Kindes reagieren: Gehen sie verständnisvoll und geduldig auf sie ein? Oder verurteilen oder bagatellisieren sie die Gefühle des Kindes?

LERNGESCHICHTE Manche spätere psychiatrische Klienten haben eher ungünstige Startbedingungen, was ihre emotionalen Lernerfahrungen angeht. Zahlreiche, wenn auch längst nicht alle späteren Klienten wachsen eher mit Eltern auf, denen keine gute Emotionsregulation gelingt, weder bezüglich der eigenen noch der Gefühle des Kindes. So gehen wir heute davon aus, dass Borderlineklienten oft Erfahrungen der Invalidierung ihrer Gefühle gemacht haben. Das bedeutet, dass Gefühle als unangemessen, falsch, überzogen oder ähnlich negativ bewertet wurden. In der Folge tut sich das Kind schwer damit, die eigenen Gefühle als echt wahrzunehmen und ihnen gemäß zu handeln.

Manche Eltern waren auch körperlich oder emotional abwesend, sie hatten möglicherweise eigene Traumaerfahrungen oder psychische Schwierigkeiten zu bewältigen.

Viele psychiatrieerfahrene Menschen sind zusätzlich bereits in ihrer frühen Lebensgeschichte mit emotional besonders herausfordernden Erfahrungen konfrontiert worden. So ist davon auszugehen, dass etwa die Hälfte aller Menschen mit schweren psychischen Erkrankungen und höherem Hilfebedarf traumatische Erfahrungen in ihrer Kindheit und Jugend machen mussten. Dazu zählen etwa frühe Verlusterfahrungen oder Missbrauchs- und Vernachlässigungserfahrungen. Ebenfalls sind nicht wenige Klientinnen und Klienten mit bedeutsamen Beziehungsabbrüchen wie Adoptions- oder Heimerfahrungen konfrontiert gewesen. Daneben gibt es viele andere nicht traumatische Herausforderungen, etwa sozialer Ausschluss, Misserfolge oder belastende familiäre Umstände wie Armut oder die Erkrankung eines Elternteils. All diese Erfahrungen lösen zwangsläufig starke Gefühle aus: Angst, Scham Traurigkeit oder andere.

Da ein kleines Kind schwierige Gefühle noch nicht allein regulieren kann, ist es auf die Unterstützung seines engsten sozialen Umfelds angewiesen, meistens sind das die Eltern. Falls sie – aus welchen Gründen auch immer – nicht gut in der Lage sind, dem Kind eine hilfreiche Unterstützung beim Umgang mit Gefühlen zu bieten, wirken sich die herausfordernden biografischen Erfahrungen besonders nachteilig aus.

Wenn diese Unterstützung unterbleibt, versucht das Kind notgedrungen, allein mit den Gefühlen zurechtzukommen. Da ein kleines Kind zum Tragen unangenehmster Gefühle aber noch nicht in der Lage ist, greift es auf ungünstige Strategien zurück, beispielsweise werden Gefühle komplett beiseitegedrückt, das Kind verurteilt sich selbst für die Gefühle oder es beginnt, selbstschädigende Verhaltensweisen zu praktizieren. Diese früh erworbenen ungünstigen Strategien werden im Erwachsenenalter fortgesetzt und haben dann oft massive negative Folgen. Während sich das Kind vielleicht noch durch innere Fantasiewelten von äußerem emotionalem Schmerz ablenken konnte, steht diese Strategie Erwachsenen meistens nicht mehr zur Verfügung. Stattdessen wird etwa durch Alkohol oder andere Drogen versucht, vor den bedrohlich erlebten Gefühlen zu fliehen.

Irgendwann im Laufe der Biografie ist es dann bei den psychiatrischen Klientinnen und Klienten zu einer psychischen Erkrankung gekommen, womit die Entwicklung in eine neue Phase führt: Die Erkrankung selbst und die Folgen der Erkrankung stellen für den Betroffenen natürlich weitere emotionale Herausforderungen dar. Dazu gehören die Erfahrungen rund um die psychische Krise, etwa das Schamerleben darüber, psychisch krank oder sogar zwangsweise in der Klinik behandelt worden zu sein. Oft sind auch Verhaltensweisen aus der Krisenzeit mit starken Scham- und Schuldgefühlen verbunden, wenn beispielsweise die eigenen Eltern bedroht oder gesellschaftliche Tabus verletzt wurden. Belastend kann ebenso die Angst davor sein, dass es nochmals zu einer Krise oder einer stationären Behandlung kommen könnte. Besonders emotional herausfordernd sind für viele Betroffene die *Folgen* einer psychischen Erkrankung wie der Verlust des Arbeitsplatzes und damit die berufliche Perspektive, die nicht gelebte Partnerschaft oder Elternschaft, der Verlust der selbstständigen Wohnform, die Tatsache, auf Hilfe von außen angewiesen zu sein, und vieles mehr.

Psychisch erkrankte Menschen sind also doppelt herausgefordert, mit Emotionen auf eine gute Art umzugehen, nämlich zum einen mit den biografischen Themen, die vielfach schon belastender sind als bei vielen anderen Personen, und zum zweiten bei der Verarbeitung der psychischen Erkrankung und den damit einhergehenden Folgen, Verlusten und Einschränkungen. Diese beachtlichen Herausforderungen in Kombination mit einer oft schlechten Ausgangslage beim Erwerb von Fähigkeiten zur Emotionsbewältigung führen zu einem hohen Risiko dafür, dass die Emotionsverarbeitung nicht gelingt.

Gefühlsunterdrückung im psychiatrischen System

In der zuvor beschriebenen zweiten Phase ab Erkrankungsbeginn tritt das psychiatrische Hilfesystem hinzu. Die weitere Entwicklung hängt nun zentral davon ab, wie das Hilfesystem auf den Betroffenen und seine Gefühle reagiert. Die Möglichkeiten bewegen sich zwischen zwei Polen:

1. Das psychiatrische Hilfesystem geht auf eine hilfreiche Art mit den Gefühlen des Klienten um und bietet ihm Unterstützung an, also wirkungsvolle Strategien zum Umgang mit seinen Gefühlen. Dabei wird ihm vermittelt, dass alle Gefühle da sein dürfen, Gefühle ungefährlich sind und ihnen Raum gegeben werden darf. Außerdem werden Gefühle normalisiert (»Anderen geht es auch so«) und dem Klienten wird Unterstützung angeboten, um belastende Gefühle zu besprechen und mitzutragen.
2. Das psychiatrische Hilfesystem geht auf eine ungünstige Art und Weise mit den Gefühlen des Klienten um. Dabei werden Gefühle pathologisiert und das Ziel der Behandlung besteht vor allem darin, dass unangenehme Gefühle möglichst schnell wieder abklingen. Dazu werden nicht zuletzt auch Medikamente eingesetzt. Diese erschweren es dem Klienten massiv, eigene hilfreiche Strategien zum Umgang mit Gefühlen zu entwickeln.

Nach meiner Erfahrung wird im psychiatrischen Hilfesystem leider vielfach auf die zweite Art verfahren. In diesem Fall kommt es zu einer Verstärkung der Emotionssuppression, zur Strategie der Gefühlsunterdrückung, die der Klient oft ohnehin schon biografisch erworben hat. Er erhält also keine neuen hilfreichen Anregungen für den Umgang mit Gefühlen, sondern es werden gerade jene Strategien verstärkt, von denen wir eigentlich doch wissen, dass sie einen guten Umgang mit Gefühlen eher behindern und die sich möglicherweise zuvor schon ungünstig auf die Entstehung der psychischen Erkrankung ausgewirkt haben. Für diesen Umgangsstil gibt es meistens keine fachliche Begründung. Lediglich bei Klienten, die aufgrund bestimmter ungünstiger Bedingungen nicht in der Lage sind, einen veränderten Umgangsstil mit Gefühlen zu lernen, hat die oben beschriebene Verhaltensweise Sinn. Bei allen anderen ist sie letztlich kontraindiziert. Die Gründe für diesen Verhaltensstil liegen nicht in der therapeutischen Sinnhaftigkeit, sondern sind Folge von Zeitmangel, fehlender Qualifikation von Mitarbeitenden, emotionsphober Grundstruktur des psychiatrischen Systems, erfolgreicher Einflüsterungen der Pharmaindustrie etc.

Die hier beschriebene Abfolge lässt sich in der folgenden Grafik darstellen (Abbildung 1).

BEISPIEL

Frau Beh wächst in den 1960er-Jahren recht wohlbehütet gemeinsam mit ihrer Schwester in einem kleinen Dorf auf. Ihre Eltern sind liebevoll, arbeiten jedoch viel, um der Familie einen kleinen Wohlstand zu ermöglichen. Über Gefühle wird in der Familie nie gesprochen. Als ganz unerwartet die Großmutter von Frau Beh verstirbt, reagiert ihre Mutter depressiv und unternimmt einen Suizidversuch. In der Folge kann Frau Beh mit ihrer Mutter nie über den Tod der Großmutter sprechen, da diese starr wird und stundenlang schweigt, sobald das Thema auf diesen plötzlichen Todesfall kommt.

ABBILDUNG 1

Erlernen von Emotionskompetenz

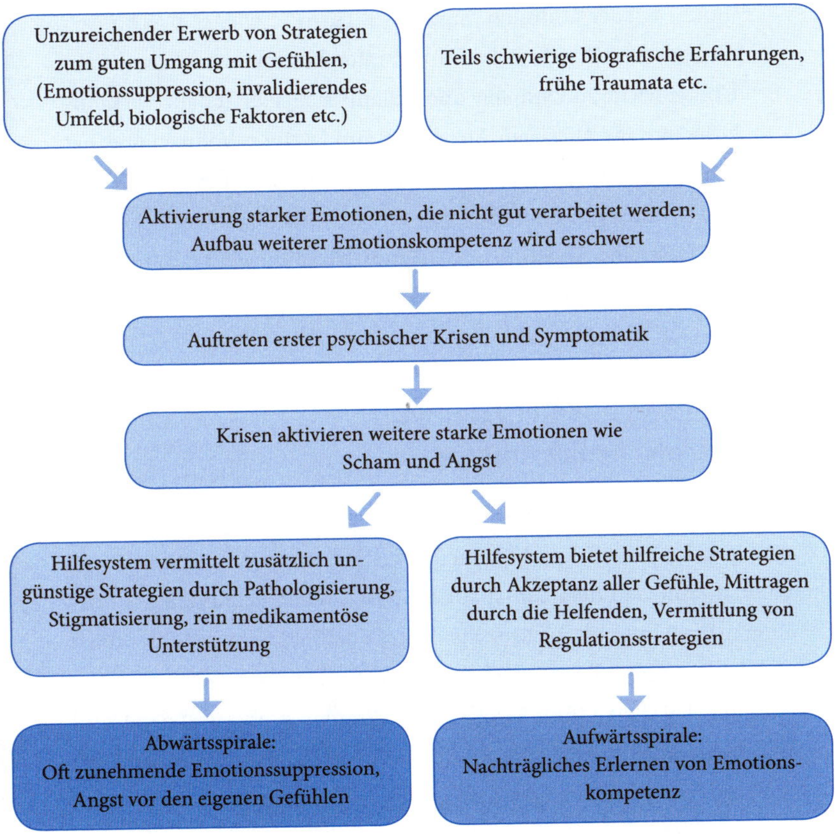

Frau Beh macht eine Ausbildung zur Außenhandelskauffrau und ist fünf Jahre auf dieser Stelle tätig, als sie, 26-jährig, an einer schizoaffektiven Psychose erkrankt. In ihrer psychotischen Krise ist sie von Todesangst gepeinigt und befürchtet, dass alle Menschen, die ihr lieb sind, umgebracht werden sollen. Nach der Krise erhält sie eine relativ hohe Erhaltungsdosierung von Neuroleptika, da ihre Ängste, andere Menschen könnten plötzlich versterben, immer wieder auftreten. Sie wird mehrmals wieder psychotisch und schließlich mit 38 Jahren berentet, hat mit einem deutlichen Übergewicht zu kämpfen und schämt sich sehr für ihre Erkrankung und ihr Aussehen. Sie wohnt nun in einer Wohngruppe, hat aber starke Angst davor, dort nicht länger willkommen zu sein und irgendwann gekündigt zu werden. Schließlich wird neben der Psychose eine Angststörung diagnostiziert, die ebenfalls medikamentös behandelt wird.

Umgang mit Gefühlen und psychische Erkrankungen

Eine von zahlreichen Fragen zum Zusammenhang von Gefühlen und psychischen Erkrankungen lautet: Führt ein ungünstiger Umgangsstil mit Gefühlen zur (späteren) psychischen Erkrankung, ist der ungünstige Umgangsstil also eine *Ursache* der Erkrankung? Oder führt die Erkrankung selbst zum ungünstigen Umgang mit Gefühlen, zum Beispiel weil die Gefühle infolge der Erkrankung überwältigend sind und nicht so gut verarbeitet werden können? Aufgrund der aktuellen Studienlage spricht einiges dafür, dass ein ungünstiger Umgangsstil mit Gefühlen tatsächlich *eine* Ursache zahlreicher psychischer Erkrankungen ist. Der in der Biografie erworbene ungünstige Umgangsstil erhöht die Wahrscheinlichkeit, eine psychische Erkrankung zu erleiden (zur Übersicht siehe Berking 2010) . So zeigt beispielsweise eine Studie, die bei New Yorker Studenten untersucht hat, wie diese mit den Anschlägen des 11. September 2001 umgehen konnten: Wer Angst vor den eigenen Gefühlen hatte und zu einem vermeidenden Umgangsstil mit Gefühlen neigte, hatte eine beeinträchtigendere Angstproblematik (Mennin u. a. 2002).

Die Art des Umgangs mit Gefühlen scheint also zentral darüber zu entscheiden, wie traumatische Ereignisse verarbeitet werden und ob es zu einer Posttraumatischen Belastungsstörung kommt (Jennissen u. a. 2016). Auch bei Jugendlichen konnte gezeigt werden, dass ein vermeidender Umgangsstil in emotional schwierigen Situationen voraussagen konnte, zu welchen psychopathologischen Symptomen es später kommt (Seiffge-Krenke 2000).

Der Umgang mit Gefühlen entscheidet aber nicht nur mit darüber, ob es zu einer psychischen Erkrankung kommt, sondern auch, wie diese in der Folge verläuft. Ein ungünstiger Umgangsstil ist einer der aufrechterhaltenden Faktoren für psychische Erkrankungen, er begünstigt also erneute Krisen und fortbestehende Symptomatiken. Außerdem hat er Einfluss darauf, ob es neben der ursprünglichen psychischen Erkrankung zum Auftreten weiterer psychischer Symptome kommt, denn diese sind oft Folge eines ungünstigen Umgangs mit Gefühlen, die sich im Laufe der Krankheitsdynamik ergeben. So kann aus einer starken Angst im Rahmen einer psychotischen Erkrankung eine Zwangsstörung werden oder neben der schon bestehenden Angststörung noch eine Suchtsymptomatik auftreten.

Ganz besonders wirkt sich der Umgangsstil mit Gefühlen darauf aus, ob dem Betroffenen ein Genesungsprozess möglich wird. Mit »Genesung« im Sinne des Recoveryansatzes ist hier nicht in erster Linie gemeint, ob Symptome nicht mehr fortbestehen, sondern ob es dem Betroffenen gelingt, trotz eventuell noch bestehender Symptome ein erfülltes und zufriedenes Leben zu führen. Gerade dies ist ohne die gelungene Verarbeitung von Gefühlen wie Scham, Angst und Trauer nicht möglich. Doch ausgerechnet für diesen Verarbeitungsprozess der psychischen Erkrankung und ihrer Folgen erhalten Betroffene vielfach sehr wenig Unterstützung, und zwar mit dem Risiko, dass dieser Prozess scheitert.

Die Angst vor den Gefühlen der Klienten

Mitarbeitende sozialpsychiatrischer Institutionen tun sich vielfach schwer damit, die Gefühle ihrer Klientinnen und Klienten offen anzusprechen und mit ihnen zu arbeiten. »Und was, wenn mein Klient dann psychisch instabil wird?«, ist eine der Befürchtungen. Oder: »Wenn ich mit meinem Klienten über Gefühle spreche, werden diese womöglich erst aktiviert, und wenn er sie dann nicht gut kontrollieren kann, bin ich schuld, wenn etwas Heikles passiert.« In der Folge werden Themen, die Gefühle aktivieren könnten, gemieden oder die Beschäftigung damit wird an den Psychiater oder Psychotherapeuten delegiert. Das geschieht besonders dann, wenn der Klient heftige Krisen erlebt oder bereits Suizidversuche unternommen hat.

Doch wir Helfenden bewahren unsere Klienten nicht vor ihren Gefühlen, indem wir sie nicht ansprechen, denn meistens sind die Gefühle sowieso schon aktiviert oder unterschwellig vorhanden. Auch wenn das Gefühl vom Klienten selbst nicht angesprochen wird oder Fachperson und Klient bestimmte emotionale Themen vermeiden, heißt es noch lange nicht, dass das Gefühl nicht da ist. Unsere Haltung, Gefühle zu umschiffen, ist vergleichbar mit der früher verbreiteten Idee, man solle Klienten nicht auf ihre möglichen Suizidgedanken ansprechen, da man sonst »schlafende Hunde« wecke und den Klienten erst recht auf solche Gedanken bringe. Heute gilt dieses Vorgehen als unprofessionell und fahrlässig, und es wird als gefährlich betrachtet, keine genaue Suizidabklärung vorzunehmen.

Die Vorstellung, wir könnten unsere Klienten vor unangenehmen Gefühlen schützen, indem wir diese nicht ansprechen, verkennt die

Realität, denn die meisten Gefühle sind für den Klienten natürlich durchaus wahrnehmbar. Bei ehrlicher Betrachtung stellt sich Fachpersonen vielfach gar nicht die Wahl, ob ein Gefühl aktiviert wird oder nicht, sondern ob ein Klient mit einem Gefühl alleingelassen wird oder nicht! Fast alle Menschen berichten, dass es für sie entlastend sei, mit anderen Personen über schwierige Emotionen zu sprechen. Daher ist es fachlich nicht haltbar, schwierige Gefühle der Klienten zu übergehen, zumindest wenn angenommen werden muss, dass sie sowieso da sind und den Klienten bewusst oder unbewusst beschäftigen. Warum sollte es für den Klienten leichter sein, allein mit seinen Gefühlen zurechtzukommen als mit Unterstützung eines professionell Tätigen?

Hiermit ist allerdings *nicht* gemeint, dass Gefühle gezielt aktiviert werden sollten. In der sozialpsychiatrischen Arbeit geht es vor allem darum, mit den Gefühlen zu arbeiten, die schon vorhanden sind. In einem psychotherapeutischen Kontext wird dagegen auch mit vornehmlich unbewussten Gefühlen gearbeitet.

Wenn Gefühle in der (sozial-)psychiatrischen Arbeit ausgeblendet werden, bleibt der Klient mit ihnen allein und wendet dann oft ungünstige Strategien im Umgang mit seinen Gefühlen an.

Das psychiatrische Behandlungssystem ist in der Regel sehr sensibel für das Risiko, dass ein Klient durch eine Intervention von professioneller Seite destabilisiert werden könnte, und empfiehlt deshalb vielfach, schwierige Themen nicht anzusprechen. Doch es gibt noch ein anderes Risiko, nämlich dass die nötigen Entwicklungsschritte nicht möglich werden, weil bestimmte Themen und Emotionen umgangen werden. Wer als Klient beispielsweise den Schmerz über die Scheidung und die Trennung von den Kindern nicht bearbeitet, der wird an die vergangene Partnerschaft innerlich gebunden bleiben, und ihm wird es nicht möglich, sich wieder für eine neue Perspektive zu öffnen. Wer keine Unterstützung erhält, seine Scham über die Erkrankung oder über belastende Folgen anzusprechen, kann nicht die erleichternde »Entschämung« verspüren, die eintritt, wenn schambesetzte Themen frei angesprochen werden können und auf Verständnis stoßen. Es geht, wie vielfach in psychiatrischen Hilfen, nicht darum, Risiken auszuschließen. Es geht vielmehr darum, Risiken gegeneinander abzuwägen, und zwar das Risiko einer durch das Ansprechen emotionaler Themen entstandenen möglichen Destabilisierung gegen jenes, dass der Klient bestimmte Entwicklungs- und Genesungsschritte nicht machen kann, weil emotionale Blockaden dem im Weg stehen.

EMOTIONALE AKTIVIERUNG Nach allem, was wir heute über innerpsychische Veränderungsprozesse bei Menschen wissen, geschehen diese nur dann, wenn es auch eine emotionale Beteiligung gibt. Sobald bei einem Gespräch die Gefühle beteiligt und aktiviert sind, enthält dieses Gespräch das Potenzial für eine Veränderung. In der psychotherapeutischen Arbeit wird manchmal davon gesprochen, dass Verzweiflung und Veränderung nah beieinanderliegen. Veränderungen geschehen leichter, wenn man wirklich spürt, wie belastend die gegenwärtige Situation ist. Wird hingegen nur theoretisch, abstrakt, unpersönlich und emotional unbeteiligt über etwas gesprochen, so stellen sich kaum Veränderungen ein.

Veränderungen benötigen ein optimales Maß emotionaler Aktivierung. Ist diese Aktivierung zu schwach, so kommt es zu keinen Veränderungen, da gar keine Motivation und Energie für ein Engagement und eine innere Auseinandersetzung vorhanden sind. Ist die emotionale Aktivierung allerdings zu stark, so gerät der Organismus in einen Stresszustand, der Entwicklungsprozesse ebenfalls erschwert.

Dieser Erkenntnis der Therapieforschung steht die Alltagsbeobachtung entgegen, dass sich viele Mitarbeitende in psychosozialen und sozialpsychiatrischen Einrichtungen sicherer fühlen, wenn das Gespräch eher »rational« bleibt. Wir können uns aber nicht einseitig auf die Seite der Emotionsunterdrückung schlagen. Ebenso wenig geht es darum, Emotionen um jeden Preis zu aktivieren oder den Klientinnen und Klienten in bestimmte Gefühle gar hineinzupushen. Wir Mitarbeitenden sind vielmehr herausgefordert, die richtige Balance zu finden. Diese wird als »Toleranzfenster« bezeichnet.

In Bezug auf Gefühle gibt es eine weitere Besonderheit, die Mitarbeitende in ein zusätzliches Dilemma bringt: Gefühle können am besten verarbeitet und anschließend »losgelassen« werden, wenn sie auch *aktuell* aktiviert sind. Über Gefühle zu sprechen, die gerade gar nicht vorhanden sind, hat einen nur begrenzten therapeutischen Wert. Daher kommt beim Umgang mit Gefühlen jenen Mitarbeitenden eine besondere Bedeutung zu, die intensiver mit ihren Klienten Zeit verbringen, da sie zwangsläufig öfter mit aktivierten Gefühlen konfrontiert sind. Es ist fachlich und menschlich vollkommen absurd, etwa einen tieftraurigen Klienten auf die psychotherapeutische Sitzung in einer Woche zu verweisen, statt sich *jetzt* für diesen Klienten Zeit zu nehmen und therapeutisch tätig zu werden – ohnehin muss betont werden, dass viele sozialpsychiatrische Klienten keinen Zugang zu psychotherapeutischer Unterstützung haben.

In vielen sozialpsychiatrischen Ausbildungen ist die Qualifikation bezüglich des Einbezugs von Gefühlen in die professionelle Arbeit ausgesprochen mangelhaft. Einzelne Mitarbeitende, Teams und Institutionen sind daher herausgefordert, sich weiter zu qualifizieren und sich im Rahmen von Selbsterfahrung mit den eigenen Gefühlen auseinanderzusetzen, um zukünftig auf eine ganz unaufgeregte und selbstverständliche Art und Weise mit den Gefühlen von Klienten und auch mit den eigenen umzugehen.

Gefühle besser verstehen

Was sind Gefühle?

In unserer Alltagskommunikation benutzen wir häufig das Wort »Gefühl«, wir beschreiben dabei aber oft gar keine wirklichen Gefühle. Wenn wir sagen: »Ich habe das Gefühl, dass morgen gutes Wetter wird«, sprechen wir natürlich nicht über unsere Gefühle, sondern in diesem Fall eben über eine Vermutung. Wir bezeichnen einen Gedanken und eine Zukunftsprognose als Gefühl, obwohl es das natürlich gar nicht ist. Wenn man Klienten nach ihren Gefühlen fragt, bekommt man meistens ebenfalls kein Gefühl mitgeteilt, sondern eher eine Körperwahrnehmung (»Ich bin heute so unruhig«, »Ich habe schlecht geschlafen«) oder einen Gedanken (»Ich glaube, mir wird's nie wieder besser gehen«, »Ich schaffe das alles nicht«).

Gefühle drücken sich in körperlichen Komponenten (Schwitzen, Tränen etc.), Handlungsimpulsen (Davonlaufen), Gedankenprozessen (Bewertungen) und der eigentlichen subjektiven Gefühlskomponente aus. Jede Emotion hat eine bestimmte Wahrnehmungsqualität, die teilweise schwer zu beschreiben ist. Wie fühlt sich etwa »Traurigkeit« an? Ähnlich wie wir beispielsweise den Geschmack von Honig kaum beschreiben können, so ist es nur sehr schwer möglich, die subjektive Empfindung eines Gefühls zu beschreiben.

Wir können zunächst einmal unterscheiden zwischen Gefühlen, die als angenehm oder als unangenehm erlebt werden. Als angenehm erlebte Gefühle sind für die meisten Menschen erwünscht, unangenehme sind unerwünscht und sollten am liebsten gar nicht auftreten. Die vielfach verwendete Unterscheidung von negativen und positiven Gefühlen ist jedoch nicht sinnvoll. Da alle Gefühle hochgradig funktional sind, sollte auf eine solche Bewertung von Gefühlen verzichtet werden. Zudem werden Gefühle subjektiv sehr unterschiedlich erlebt, Freude etwa wird von den meisten Menschen als sehr angenehm empfunden, von einigen aber auch als bedrohlich, unangenehm oder beängstigend.

Anders als in manchen wissenschaftlichen Veröffentlichungen unterscheide ich die Begriffe »Gefühl«, »Emotion« und »Affekt« nicht. Nach meiner Erfahrung ist die Unterscheidung für die praktische (sozial-)psychiatrische Arbeit nicht notwendig. Wohl aber ist es wichtig, zwischen Gefühlen, Gedanken, Körperwahrnehmungen und Handlungsimpulsen zu differenzieren, denn sie erfordern einen unterschiedlichen Umgang. Während wir beispielsweise Gedanken beobachten und uns so von ihnen distanzieren können, ist es für den Umgang mit Gefühlen vielfach notwendig, ihnen erst einmal Raum zu geben und sich mit ihnen zu beschäftigen.

BASISGEFÜHLE In der Wissenschaft gibt es einigen Streit darüber, was genau eigentlich unsere zentralen Gefühle sind. Besonders oft werden die sogenannten Basisgefühle beschrieben, die relativ kulturübergreifend sind. Dazu werden Freude, Traurigkeit, Angst, Ärger, Scham, Neugierde und Ekel gezählt (Ekman 2016). Es handelt sich jeweils um ein Kontinuum, das unterschiedliche Intensitäten des Gefühls beschreibt. So kann beispielsweise eine sehr milde Angst eine leichte Verunsicherung oder eine Schüchternheit sein, in einer besonders starken Ausprägung handelt es sich hingegen um Panik oder Todesangst. Genervtheit wiederum ist eine leichte Form des Ärgers, zu dem aber auch sehr starke Empfindungen wie Wut oder Hass gehören. Die feinen Abstufungen von Gefühlen bilden sich auch in unserer Sprache ab, die für die meisten Gefühle sehr viele Begriffe hat. Exemplarisch seien hier Ausdrucksarten des Gefühls *Freude* benannt:

zufrieden, sorglos, ausgeglichen, gelassen, vertraut, geborgen, friedlich, friedvoll, freundlich, gut gelaunt, erleichtert, entlastet, befreit, dankbar, zugeneigt, bezaubert, erfüllt, berührt, wohlwollend, mitfühlend, bewegt, gerührt, gütig, liebevoll, herzlich, warmherzig, zärtlich, ergriffen, beseelt, vertrauensvoll, respektvoll, unbekümmert, voller Vorfreude, verspielt, eifrig, entschlossen, unbeschwert, amüsiert, heiter / erheitert, belustigt, lustig, großartig, begeistert, lebendig, keck, lebensfroh, lebenslustig, vergnügt, frohlockend, erfreut, freudig, froh, fröhlich, verliebt, beglückt, ausgelassen, beflügelt, hocherfreut, glücklich, wie neu geboren, hingerissen, selig, glückselig, beschwingt, entzückt/verzückt, überglücklich, überwältigt, strahlend, sprühend, spritzig, triumphierend, leidenschaftlich, überschwänglich, übermütig, überschäumend, trunken, euphorisch, jubelnd, enthusiastisch, berauscht, ekstatisch.

Neben den genannten Basisgefühlen gibt es komplexere Gefühle, die sich vor allem auf das Miteinander unter den Menschen beziehen. Gefühle wie Neid, Schuld, Stolz, Eifersucht, Missgunst oder Schadenfreude beinhalten stärkere kognitive Komponenten. Sie entstehen durch Bewertungs- und Vergleichsprozesse mit anderen Menschen.

Von Gefühlen lassen sich noch die »Stimmungen« abgrenzen. Stimmungen halten deutlich länger an als Gefühle. So kann jemand schon seit Tagen eine heitere Stimmung haben oder jemand hat zu Herbstbeginn oft eine melancholisch-gedrückte Stimmung.

Welche Funktionen haben Gefühle?

Die Funktion von Gefühlen besteht darin, unser Überleben zu sichern. Gefühle halfen Lebewesen im evolutionären Prozess, Gefahren frühzeitig zu erkennen und mit ihnen angemessen umzugehen. Das wurde zu einem Überlebensvorteil. Gefühle helfen uns, wahrzunehmen, wann die eigenen Bedürfnisse erfüllt sind und wann nicht, und sie helfen uns, bestimmte Situationen und Ereignisse, zum Beispiel Verlusterfahrungen, besser zu verarbeiten. Ohne Gefühle sind wir nicht überlebensfähig. Die fehlende Wahrnehmung von Gefühlen hat zahlreiche negative Folgen. Hätten wir beispielsweise keine Angst, so wären wir nicht mehr in der Lage, Risiken angemessen einzuschätzen, Gefahren vorwegzunehmen und unser Handeln darauf abzustimmen. Alle Gefühle sind an sich sinnhaft und hoch funktional, auch wenn sie in der jeweiligen Situation unangemessen oder sogar schädlich sein können.

Jedes Gefühl hat seine eigenen Funktionen. So dient die Angst dazu, auf Gefahren aufmerksam zu machen, damit wir uns durch Flucht, Erstarrung oder Beschwichtigung vor Gefahren schützen können. Ärger bereitet uns auf eine Selbstbehauptung oder auf einen möglichen Kampf vor. Traurigkeit hilft bei der Bewältigung von Verlusten und bei der Öffnung für Neues. Scham schützt uns davor, die Stellung in der Gruppe zu verlieren, indem wir etwas nicht tun, was von der Gruppe nicht gewünscht wird. Freude ist eine Emotion, die uns anzeigt, dass bedeutsame Bedürfnisse von uns erfüllt wurden. Sie baut eine Motivation dafür auf, sich zukünftig wieder gemäß unseren Bedürfnissen zu verhalten. > Evolution des Gehirns, Seiten 35 f., 105 f.

Gefühle nehmen auf verschiedene Verhaltensweisen und innerpsychische Prozesse Einfluss und erfüllen darüber die gerade beschriebenen Funktionen.

AUFMERKSAMKEIT So wird unsere Aufmerksamkeit maßgeblich von unseren Gefühlen bestimmt. Aufmerksam sind wir für Wahrnehmungen, die in uns ein Gefühl aktivieren. Wer vor etwas Angst hat, wird sich zwangsläufig damit beschäftigen.

ABBILDUNG 2

Zentrale innere und äußere Verhaltensweisen, auf die sich unsere Gefühle auswirken

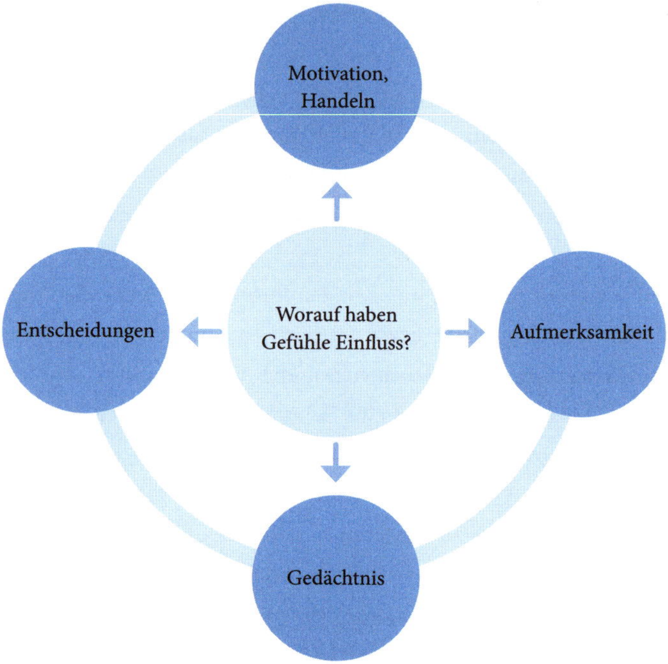

ENTSCHEIDUNGEN Ganz zentral werden auch unsere Entscheidungen von unseren Gefühlen beeinflusst. Wenn wir erwarten, dass sich ein angenehmes Gefühl einstellt, wenn wir etwas Bestimmtes erreichen, so werden wir uns natürlich dafür entscheiden. Erwarten wir hingegen eine unangenehme Konsequenz, so werden wir uns in der Regel dagegen entscheiden. Nehmen wir jedoch unsere Gefühle sehr schlecht wahr, so sind wir bei Entscheidungen oft ambivalent und im Extremfall sogar entscheidungsunfähig, da wir gar nicht »vorausempfinden« können, welche Gefühle mit welcher Entscheidung verbunden sein könnten.

GEDÄCHTNIS Auch unsere Gedächtnisinhalte und unsere Gedächtnisleistung hängen zentral von unseren Gefühlen ab. Erinnert werden lediglich emotional bedeutsame Inhalte, diese aber teilweise so intensiv, dass wir uns von bestimmten Erinnerungen kaum lösen können und dass zum Beispiel Klienten mit einer Posttraumatischen Belastungsstörung von bestimmten Erinnerungen regelrecht überflutet werden. Auch die erinnerten Inhalte werden von unseren Gefühlen reguliert. Eine gedrückte Gefühlslage beispielsweise führt zur Aktivierung von Gedächtnisinhalten mit einer ähnlichen emotionalen Qualität.

Besonders bedeutsam im sozialpsychiatrischen Bereich ist der Zusammenhang zwischen Gefühlen und Motivation. Niemand handelt allein aufgrund bestimmter Gedanken, sondern aufgrund von Gefühlen, die er entweder als aversiv erlebt und vermeiden möchte oder die als angenehm empfunden werden, weshalb versucht wird, sie herbeizuführen. Selbst Suizidversuche erfolgen nicht aufgrund bestimmter Gedanken, sondern weil Menschen unerträglich erscheinende Gefühle erleben, von denen sie sich befreien möchten.

In der Werbeindustrie ist der Zusammenhang von Emotionen und Motivation schon seit langer Zeit bekannt. In Werbefilmen werden nicht in erster Linie Produktinformationen vermittelt, sondern Gefühle aktiviert. Sie werden oft handlungsleitend und bestimmen dann maßgeblich über unser Verhalten. Menschen kaufen sich neue Produkte, weil sie sich davon erhoffen, dass sie sich dann besser fühlen.

MOTIVATION Nach meiner Erfahrung ist uns Fachpersonen der Zusammenhang von Gefühlen und Motivation vielfach nur unzureichend bewusst. Daher wird oft auf einer kognitiven Ebene versucht, die Motivation des Klienten zu fördern, etwa indem ihm vermittelt wird, welche Vor- oder Nachteile bestimmte Verhaltensweisen für ihn haben. Da der Antrieb für eine Handlung jedoch stärker von emotionalen Prozessen reguliert wird, mag dem Klienten dann zwar der

Vorteil einer Handlung klar sein, er kann sich aber vielleicht trotzdem nicht dazu überwinden. Wenn ein Klient keinen Zugang zu angenehmen Emotionen hat, wird seine Motivation, angenehme Situationen herbeizuführen, eingeschränkt sein. Bei Menschen mit schweren depressiven Krisen ist das sehr eindrücklich zu beobachten: Da keinerlei angenehme Empfindungen zugänglich sind, reduziert sich die Handlungsmotivation fast gegen null. Im Extremfall verlässt eine Klientin dann das Bett nur noch, um ihren körperlichen Grundbedürfnissen nachzugehen, lässt sich aber ansonsten zu keiner weiteren Handlung bewegen.

Motivationsförderung ist daher eigentlich eine hochemotionale Angelegenheit, bei der es darum geht, angenehme Gefühle wieder zugänglich zu machen und unangenehme Gefühle als solche zu erleben. Dies geschieht nicht nur über die Förderung der Wahrnehmungsfähigkeit für die eigenen Empfindungen, sondern ganz zentral auch über das Verhalten der Betroffenen. Wenn ein antriebsreduzierter Mensch eine Aktivität praktiziert, die bei ihm angenehme Gefühle auslöst, kann darüber der Zugang zur Motivation wieder gefördert werden.

Doch nicht nur das Fehlen von angenehmen Gefühlen kann wünschenswerte Handlungen verhindern. Ebenso kann das Fehlen von aversiven Gefühlen Schaden anrichten. Wer etwa in der Manie keine Angst mehr empfindet, neigt zu problematischen Verhaltensweisen wie riskanten Entscheidungen oder gefährlichem Autofahren. Manchmal werden unangenehme Gefühle sogar als stimmig oder anziehend erlebt und dann gezielt aufgesucht. Dieses Phänomen gibt es beispielsweise bei traumatisierten Klienten, die es teilweise als richtig oder angemessen erleben, wenn andere Menschen schlecht mit ihnen umgehen und sie erneut Opfer von Gewalt oder Missbrauch werden.

Bei der Motivationsförderung muss auf die emotionale Beteiligung der Klienten geachtet werden.

Wie viel Kontrolle haben wir über unsere Gefühle?

Wenn wir verstehen wollen, wie unser Gehirn Gefühle »produziert« und welchen Einfluss wir darauf haben, müssen wir uns klarmachen, dass Gefühle in der Evolutionsgeschichte bereits vor Millionen von Jahren entstanden sind. Gefühle und die damit verbundenen Hirnareale teilen wir mit vielen anderen Säugetieren, die teilweise – so können wir vermuten – ähnliche Gefühle haben wie wir und sie auch ähnlich verarbeiten. Die dazugehörigen Gehirnregionen sind vor allem das limbische System mit der Amygdala oder dem Hypothalamus, die die Aktivierung der Hormone Adrenalin und Cortisol beeinflussen. Diese Hirnregionen können auch als »Altes Gehirn« bezeichnet werden, weil sie evolutionär früh entstanden sind. Sie werden aktiviert, sobald ein emotional bedeutsamer Reiz ausgemacht wird. Kommt es beispielsweise zu einem lauten, nicht einzuordnenden Geräusch, so schaltet sich diese innere Alarmanlage an. Da dies ausgesprochen schnell geschieht, wird auch vom »Schnellen Gehirn« (Kahneman 2012) gesprochen. Es wird nun eine Bedrohungssituation gemeldet und die Person unter anderem durch einen höheren Blutdruck auf eine Reaktion vorbereitet.

Dieses Programm läuft zunächst autonom ab. Aus diesem Grund ist auch das Verhindern oder das unmittelbare Unterdrücken einer Alarmreaktion grundsätzlich unmöglich. Erst etwa 500 Millisekunden später schalten sich nun höher entwickelte kortikale Bereiche hinzu, etwa der präfrontale Cortex. Diese Hirnregionen unterscheiden uns von den Tieren, weshalb sie auch als »Neues Gehirn« bezeichnet werden, da sie evolutionär später entstanden sind. Der gerade erwähnte laute Knall wird nun von diesem nicht nur evolutionsgeschichtlich jüngeren, sondern auch langsameren Teil unseres Gehirns analysiert, etwa indem das Geräusch mit verschiedenen gespeicherten Geräuschen verglichen wird und Thesen zur Verursachung des Geräusches und der daraus hervorgehenden Gefahren aufgestellt werden. Diese Gehirnregion wird nun möglicherweise das Geräusch als unproblematisch einordnen, weil es beispielsweise von einem umgefallenen Gegenstand verursacht wurde. In dem Fall würde die Alarmreaktion dann wieder abgeschaltet.

ABBILDUNG 3

Zentren emotionaler und kognitiver Verarbeitung im Gehirn

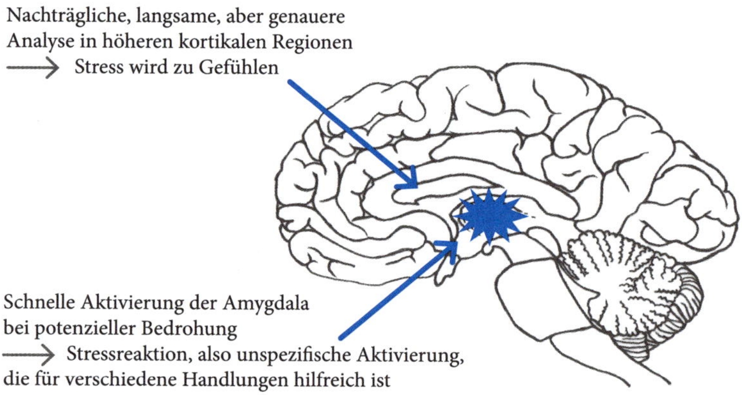

Diese hier beschriebene Abfolge und das Zusammenspiel von langsamen und schnellen Hirnregionen läuft ab, wenn die emotionale Aktivierung nicht zu hoch ist. In diesem Fall ist es möglich, durch unsere Kognitionen auf die emotionale Verarbeitung Einfluss zu nehmen. Dies geschieht zwar zeitverzögert, aber es ist prinzipiell möglich und findet statt.

Sobald die emotionale Aktivierung allerdings eine gewisse Intensität erreicht hat, wird die zeitverzögerte kognitive Verarbeitung gehemmt. Ist die Amygdala stark aktiviert, so wird der präfrontale Cortex dermaßen gebremst, dass eine kognitive Beeinflussung der Gefühle und Handlungsimpulse nicht mehr möglich ist bzw. jedenfalls deutlich erschwert wird. Beispielsweise ist es dann nicht mehr möglich, Gedanken zu denken, die mit dem aktivierten Gefühl nicht kompatibel sind. Viele unserer Klienten haben sehr starke Emotionen und geraten oft in den hier beschriebenen Zustand, bei dem durch eine kognitive Kontrolle keinerlei Einflussnahme auf die Gefühle mehr möglich erscheint. So kann die Wut der Borderlineklientin dermaßen vehement sein, dass es ihr nicht mehr gelingt, sie zu regulieren. Wenn die Angst des Psychoseklienten eine gewisse Intensität überschritten hat, können selbst offensichtliche Hinweise darauf, dass es gar keine Bedrohung gibt, nicht mehr wahrgenommen werden und es kommt zum eigentlichen Wahn.

Wenn ein Gefühl eine sehr hohe Intensität erreicht hat, lenkt es die Gedanken und die Wahrnehmung. Eine bewusste Beeinflussung der Gefühle und Handlungsimpulse ist dann unter Umständen nicht mehr möglich.

Für uns Fachleute ist es ausgesprochen wichtig, zu wissen, dass emotionale Reaktionen und die daraus hervorgehenden Handlungen oft gar nicht oder wenig beeinflusst werden können. Andernfalls würden wir nämlich versuchen, in emotionalen Stresssituationen den Klienten auf der »Vernunftebene« zu erreichen, beispielsweise indem wir ihm bestimmte Argumente vor Augen führen. Wer mit Flugangst im Flugzeug sitzt, dem nützt es nichts, wenn er zum x-ten Mal gesagt bekommt, dass das Flugzeug das sicherste Verkehrsmittel der Welt ist. Die Angst wird dadurch in der akuten Situation nicht abklingen. Es ist für ihn viel hilfreicher, wenn er Strategien gelernt hat, um mit seiner vorhandenen Angst auf eine hilfreiche Art und Weise umzugehen, ohne sie handlungsleitend werden zu lassen. Dabei würde es dann beispielsweise darum gehen, dass die Angst als solche anerkannt und wahrgenommen wird, ohne über sie nachzudenken oder sie durch Gedankenprozesse auch noch zu verstärken. Wir helfen einem Klienten mit einer Panikstörung nicht, indem wir ihm in der Paniksituation verdeutlichen, dass es keinen Grund zur Panik gibt. Der psychotische Klient ist nicht durch Argumente von seinem Wahn abzubringen und die depressive Klientin wird ihre negativistische Sicht der Welt nicht aufgeben, wenn wir ihr ihre Ressourcen oder die schönen Seiten des Lebens vor Augen führen.

ABBILDUNG 4

Zeitlicher Ablauf einer Alarmreaktion und der Zusammenhang zur Bewusstseinsfähigkeit

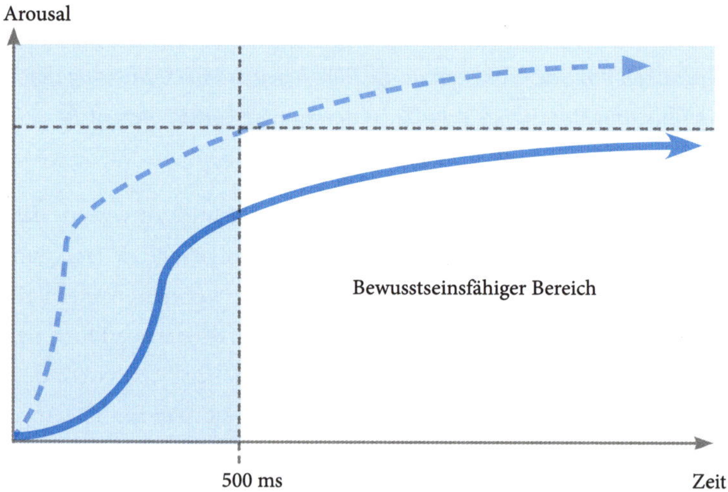

Die allermeisten Klienten haben wenig Wissen darüber, wie unser Gehirn in hoch emotionalen Situationen reagiert. Sie gehen davon aus, dass es ihnen eigentlich möglich sein müsste, »selbst«, also kognitiv, zu entscheiden, wie sie in einer schwierigen Situation empfinden und reagieren. Daher ist es wichtig, Klienten im Rahmen einer Psychoedukation zu vermitteln, dass bestimmte Prozesse im Gehirn autonom ablaufen und wir kognitiv gar nicht oder jedenfalls nur bedingt steuernd eingreifen können. Ansonsten kann es dazu kommen, dass sich der Klient für sein Verhalten schämt. Er wird sich dann dafür verurteilen, dass er sich »nicht im Griff« oder vermeintlich negative Gefühle hatte. Außerdem wird er versuchen, gegen die unerwünschten Gefühle zu kämpfen. Da dies aber nicht erfolgreich sein kann, wird er zwangsläufig scheitern. Die Folge davon sind Frustration und Resignation, ein geringeres Selbstwirksamkeitsempfinden und eine verstärkte Angst vor Gefühlen.

Die drei Motivationssysteme

Alle Gefühle sind natürlich auf der biologischen Ebene verankert. Sie werden durch biologische und chemische Prozesse ermöglicht und beeinflusst. Grob lassen sich mindestens drei emotionale Regulationssysteme unterscheiden (Gilbert 2013), die uns jeweils für verschiedene Verhaltensweisen motivieren und unser Handeln bestimmen.

BEDROHUNGSSYSTEM Das erste Regulationssystem ist das Alarm- und Bedrohungssystem, das ich schon mehrmals erwähnt habe. Es geht mit den Emotionen Angst und Ärger einher. Es ist in der Evolutionsgeschichte sehr früh entstanden, ist gut erforscht und die Beschäftigung damit ist ein sehr zentraler Teil sozialpsychiatrischer Arbeit.

ANTRIEBSSYSTEM Das Antriebssystem ist ebenfalls recht früh in der Evolutionsgeschichte entstanden und hat vor allem die Funktion, uns so zu aktivieren, dass wir uns um die Erfüllung unserer Bedürfnisse bemühen. In der Menschheitsgeschichte ging es lange um die basalen Grundbedürfnisse wie Nahrung oder Wärme, aber auch die Möglichkeit zur Fortpflanzung. Heute haben wir viele weitere Bedürfnisse, und unser Antriebssystem kann aktiviert sein, wenn wir etwas Neues lernen oder beruflich herausgefordert sind. Dieses System geht vor allem mit dem Botenstoff Dopamin einher.

ABBILDUNG 5

Die drei emotionalen Regulationssysteme im Gleichgewicht (nach GILBERT 2013)

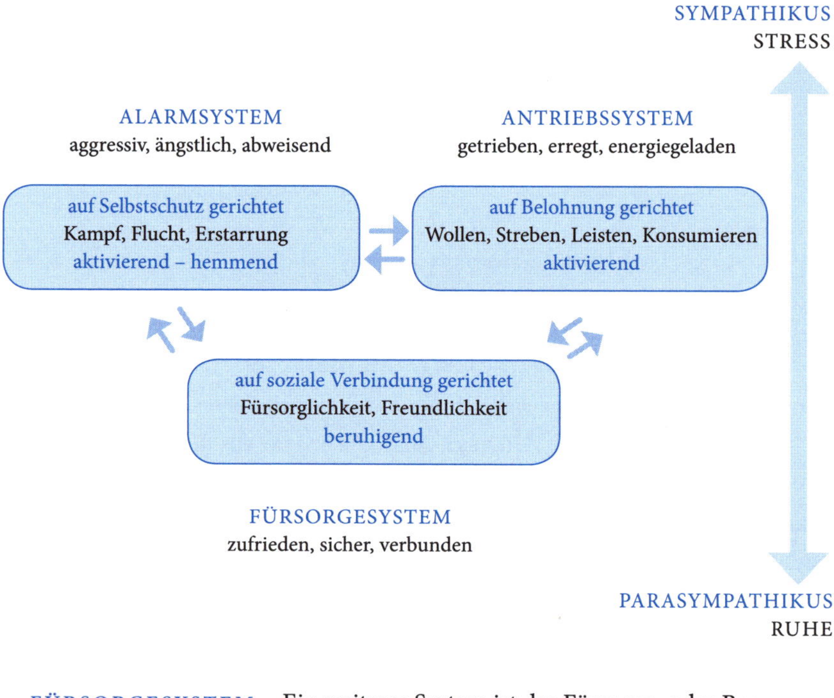

FÜRSORGESYSTEM Ein weiteres System ist das Fürsorge- oder Beruhigungssystem. Sobald wir uns sicher und geborgen fühlen und unsere Bedürfnisse erfüllt sind, stellen sich Empfindungen von Zufriedenheit und Wohlbefinden ein. Wenn wir uns angenommen und zugehörig fühlen und von Menschen umgeben sind, denen wir vertrauen, können wir entspannen und innerlich loslassen. Das Fürsorge- und Beruhigungssystem ist für unser längerfristiges Überleben notwendig, da wir uns ohne dieses System in einer dauerhaften Anspannung und Aktivierung befänden. Erst im Beruhigungssystem springt der Parasympathikus wirklich an, Oxytocin und Endorphine vermitteln dieses Empfinden.

Die unterschiedlichen emotionalen Systeme sind nicht gleichzeitig aktiviert, auch wenn der Wechsel vom einen in den anderen Zustand durchaus abrupt erfolgen kann. Wir befinden uns entweder im Angst- *oder* im Neugierde- *oder* im Beruhigungsmodus. Für unser Wohlergehen brauchen wir die zeitweise Aktivierung jedes dieser Systeme, denn alle drei sind für die Bewältigung der Herausforderungen des Lebens notwendig.

Bei vielen psychiatrischen Klientinnen und Klienten sind diese drei emotionalen Systeme hochgradig im Ungleichgewicht. Sehr oft ist das Alarmsystem über- und das Fürsorgesystem unteraktiviert. Klienten fühlen sich dann nirgendwo sicher und können innerlich nicht abschalten. Die Folgen davon sind Ängste, Schlafstörungen oder sogar paranoide Gedanken. Beispielsweise führen schwere Traumaerfahrungen fast zwangsläufig zu einem überaktivierten Alarmsystem und einem unteraktivierten Fürsorgesystem. Der Organismus versucht sich vor weiteren Traumatisierungen zu schützen und ist hypersensibel für Gefahren. Da es aber nirgendwo wirklich sicher scheint, springt das Fürsorgesystem nicht an. Die Folgen sind dann Schlafstörungen, ständige innere Unruhe, inneres Getriebensein und erhöhte Schreckhaftigkeit.

Das Antriebssystem ist bei vielen Klienten unteraktiviert mit der Folge von Antriebsarmut, Interessenverlust und damit einhergehendem Mangel an beglückenden Erfahrungen. Bei einzelnen Klienten kann das Antriebssystem natürlich auch überaktiviert sein. Bei Manien oder beginnenden Manien ist das beispielsweise der Fall, aber auch bei der agitierten Depression und vielfach bei der Borderlineerkrankung.

Diese drei Systeme können wieder mehr in eine Balance gebracht werden, indem einzelne Systeme gefördert oder andere Systeme beruhigt werden. So kann man bei Angstsymptomen versuchen, entweder das Alarmsystem zu reduzieren oder das Fürsorgesystem zu aktivieren, damit sich in der Folge das Alarmsystem von allein herunterreguliert. Da das Fürsorgesystem bei vielen Klienten nicht hinreichend aktiviert ist, stellt sich für Fachpersonen gerade hier eine zentrale Herausforderung: Wie kann dem Klienten mehr Erleben von Sicherheit, Geborgenheit, Zugehörigkeit und Vertrauen vermittelt werden? Diese Herausforderung stellt sich einerseits für die Beziehungsarbeit zum Klienten, andererseits für die psychiatrischen Behandlungsstrukturen und Settings. So ist es geradezu paradox, akut psychotische Klienten, bei denen das Bedrohungssystem meistens überaktiviert ist, auf einer psychiatrischen Akutstation zu behandeln, wo sich nicht einmal gesunde Menschen wohl- und sicher fühlen würden.

Wie entstehen Gefühle?

Gefühle haben immer einen äußeren und/oder einen inneren Auslöser. Sie können aktiviert werden durch Gedanken, durch Sinnesreize oder Körperprozesse oder aber durch äußere Reize wie etwa Verhaltensweisen anderer Menschen. Sie können zudem durch hormonelle Prozesse, Temperatur, Licht und anderes beeinflusst sein. Vor allem lassen sich zwei Entstehungsarten unterscheiden: Top-down- und Bottom-up-Prozesse.

TOP-DOWN-PROZESSE Mit Top-down, von oben nach unten, ist gemeint, dass es unsere Gedanken sind, die Gefühle nicht nur mitbeeinflussen, sondern sogar hervorrufen können. Gedanken können wie eine Realität wirken und sind es damit auch. Bei der Vorstellung einer Zitronenscheibe kann uns tatsächlich das »Wasser im Munde zusammenlaufen«. Wer die Fantasie hat, dass man im Wald häufig überfallen wird, wird natürlich im Wald mehr Angst haben als jemand, der sich sicher ist, dass gerade dort am wenigsten passieren kann. Lange gab es in der Wissenschaft sogar die These, *alle* Gefühle würden durch solche kognitiven Prozesse zustande kommen.

Gedanken können Gefühle entstehen lassen und sie können sich auf Intensität und Dauer von Gefühlen auswirken. Wenn sich ein Mitarbeiter beispielsweise über ein bestimmtes Verhalten einer Klientin ärgert, klingt der Ärger möglicherweise schnell ab, sobald dem Mitarbeiter klar wird, dass die Klientin sich nicht absichtlich so verhält, sondern über gar keine andere Handlungsmöglichkeit verfügt.

BOTTOM-UP-PROZESSE Daneben gibt es die Bottom-up-Prozesse, jene emotionalen Prozesse, die ohne oder mit wenig Beteiligung höherer corticaler Strukturen entstehen. Unter Umgehung dieser höheren corticalen Strukturen gelangen die Reize direkt in die für die Emotionsverarbeitung zuständigen frühen Hirnareale und setzen dort emotionale Programme in Gang. Typische Beispiele dafür sind eine Panikreaktion nach einem lauten Knall oder eine Trauerreaktion, nachdem jemand die Nachricht von einem Todesfall erhalten hat.

Auch alle Gefühle, die biografisch stark verankert sind, gehören zu dieser Gruppe. Beispielsweise könnte eine Klientin, die als Kind oft abgewertet wurde, schon durch einen etwas kritischen Blick anderer Menschen in starke Verunsicherung mit der Folge von Schamgefühlen geraten. Solche Bottom-up-Prozesse kommen sehr oft vor. Wir begegnen ihnen im psychiatrischen und psychosozialen Bereich beispielsweise, wenn ein Traumaklient durch einen Trigger in eine heftige Panikreaktion gerät.

Auf die durch unsere Gedanken ausgelösten Gefühle können wir noch relativ einfach Einfluss nehmen, indem wir uns mit den vorangegangenen Gedanken beschäftigen. Lange wurde dabei vornehmlich versucht, die Gedankeninhalte zu verändern. In modernen Konzepten wie den achtsamkeitsbasierten Therapiemethoden oder der Metakognitiven Therapie geht es darum, einen inneren Abstand zu problematischen Gedankenmustern zu gewinnen. Sobald erkannt wird, dass es sich bei der Überzeugung »Ich bin nichts wert« letztlich nur um ein gelerntes Gedankenkonstrukt handelt und nicht um eine gegebene Realität, werden die mit diesem Gedanken assoziierten Gefühle wie Scham oder Angst schwächer.

Insgesamt ist der Einfluss kognitiver Prozesse auf unsere Emotionen jedoch lange deutlich überschätzt worden. Außerdem ist der Einfluss, den Kognitionen auf unsere Emotionen haben, nicht wie eine Einbahnstraße zu verstehen. Vielmehr zeigt sich immer deutlicher, dass unsere Gefühle unsere Gedanken maßgeblich beeinflussen, und zwar vielfach sogar deutlich mehr, als es umgekehrt durch die Gedanken möglich wäre. Daher sind Methoden wie etwa das Positive Denken oder auch eine zu sehr an den Kognitionen ausgerichtete Verhaltenstherapie letztlich wenig wirksam.

Moderne Psychotherapiekonzepte haben diese einseitige Ausrichtung aufgegeben. Stattdessen werden Gedanken, Gefühle und Handlungsimpulse als hochkomplexes System verstanden, wobei sich alle Elemente wechselseitig beeinflussen, aufschaukeln und herunterregulieren können. Verschiedentlich sprechen Forscher bereits von der sogenannten Cogmotion, ein aus den Begriffen »Cognition« und »Emotion« zusammengesetztes Kunstwort. Sie möchten damit darauf aufmerksam machen, dass es Gedanken und Gefühle als getrennte Einheiten gar nicht gibt.

Wie verlaufen Gefühle?

Wenn wir durch Gedankenprozesse und Ähnliches nicht eingreifen, verlaufen Gefühle nach einem ganz typischen Muster: Das Gefühl flutet an, es hat einen Höhepunkt und es ebbt wieder ab.

ABBILDUNG 6

Gefühlswelle

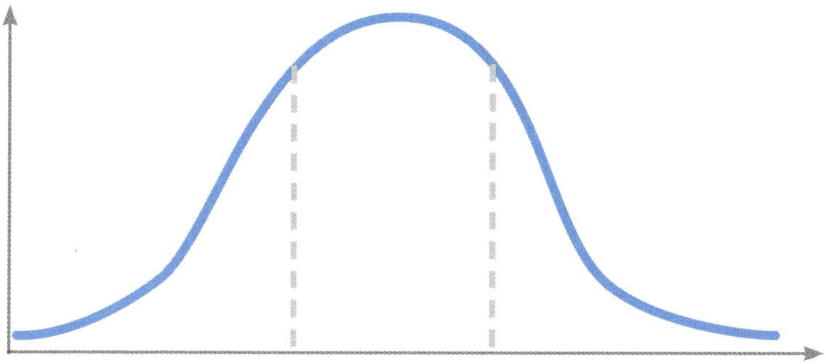

In Reinform können wir diese Gefühlskurve bei kleinen Kindern in den ersten Lebensjahren sowie bei Tieren beobachten. Dort zeigt sich, dass fast alle Gefühle nur von kurzer Dauer sind. Wenn ein Kind erschrickt, voller Angst zur Mutter läuft und dort Zuspruch erfährt, ist der Schrecken gewöhnlich innerhalb kürzester Zeit abgeklungen und das Kind ist wieder offen für die nächsten Eindrücke. Die meisten Gefühle sind nicht nur von kurzer Dauer, sondern sie sind auch von schwacher bis mittlerer Ausprägung. Was gemeinhin als Gefühl verstanden wird, nämlich eine heftige emotionale Wallung, stellt nur einen sehr kleinen Teil unserer Gefühlswelt dar. Wir haben Hunderte »kleinerer« Gefühle den Tag über, die rasch wieder abklingen: die leichte Freude darüber, dass der Cappuccino richtig lecker schmeckt, die Genervtheit über den Nachbarn, der die Mülltonne in die Einfahrt gestellt hat, die »Schrecksekunde« im Straßenverkehr.

Im Alltag sind wir allerdings oft damit konfrontiert, dass Gefühle ganz und gar nicht gemäß dieser Welle ablaufen, sondern sehr lange anhalten können und manchmal scheinbar gar nicht wieder aufhören wollen. Durch verschiedenste Verhaltensweisen kann der natürliche

Fluss eines Gefühls behindert werden. Vor allem durch Gedankenprozesse kann es dazu kommen, dass sich ein Gefühl aufrechterhält oder sogar immer weiter verstärkt. Wenn jemand in einer bestimmten Situation Angst empfindet und nicht nur die gegenwärtige Angst spürt, sondern auch darüber nachdenkt, in welchen weiteren Situationen er schon mal ähnliche Angst hatte oder was alles passieren könnte, wenn die Angst nun immer stärker wird, dann wird dadurch natürlich die schon vorhandene Angst immer weiter angefacht und potenziert sich. Aber auch von Verhaltensweisen wie dem Wegdrücken des Gefühls oder des Gefühlsausdrucks ist bekannt, dass sie zum längeren Anhalten oder sogar zum Verstärken des Gefühls führen können.

ABBILDUNG 7

Sich durch Gedanken und andere Prozesse immer wieder aufschaukelnde Emotion ▬, im Unterschied zum normalen Verlauf einer Emotion ▬.

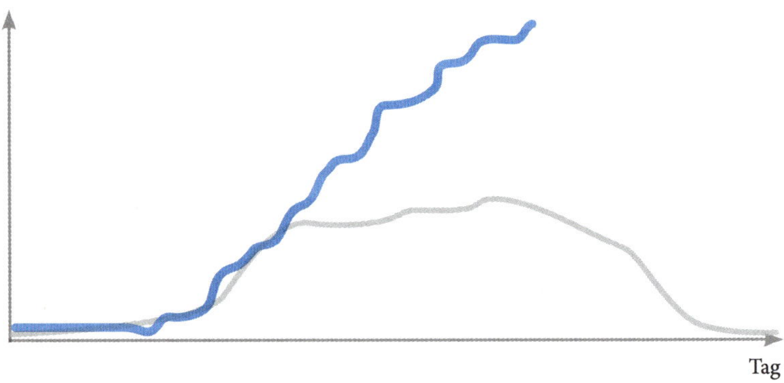

Meistens wird vom Klienten und manchmal auch vom Helfenden gar nicht wahrgenommen, dass der Betroffene durch eigenes Verhalten das Gefühl verstärkt oder aufrechterhält. Stattdessen wird das länger währende Anhalten eines Gefühls für den normalen, natürlichen

Gefühlsverlauf gehalten, dem sich der Betroffene dann in der Folge ausgeliefert fühlt.

Wenn ein Gefühl sehr lange anhält und nicht wieder abebbt, wird es in den meisten Fällen durch ein inneres Verhalten des Betroffenen oder durch Reaktionen von außen aufrechterhalten.

Welche Gefühle wie verlaufen, hängt von sehr vielen verschiedenen Faktoren ab, unter anderem von der Persönlichkeitsstruktur der Person, dem kulturellen Kontext bzw. der kulturellen Herkunft und den individuellen biografischen Erfahrungen. Auch bei unterschiedlichen Krankheitsbildern gibt es typische Verläufe von Gefühlen. So hat Marsha Linehan für die Borderlineerkrankung eine hohe Sensibilität für emotionale Reize sowie eine starke Reaktion darauf und ein langes Anhalten der emotionalen Reaktion prostuliert (LINEHAN 2008). Auch wenn dieses Modell nicht auf alle Borderlinebetroffenen anwendbar ist, so hilft es doch, die emotionalen Zuspitzungen bei den Betroffenen besser zu verstehen.

ABBILDUNG 8

Beispielhafter Verlauf der Emotionalität während eines Tages

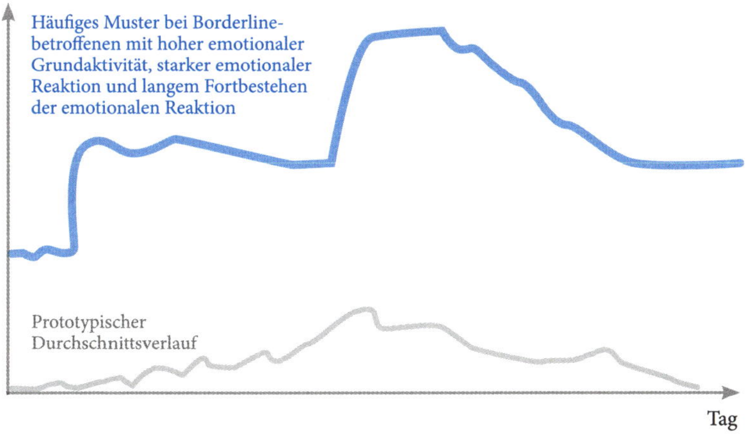

Was geschieht, wenn Gefühle nicht gespürt werden?

Werden Gefühle nicht wahrgenommen, hat das negative Folgen, denn dann können auch nicht ihre Funktionen und das in ihnen enthaltene Potenzial genutzt werden. Auch die schon betrachteten Auswirkungen auf Motivation, Antrieb, Gedächtnis, Entscheidungsfähigkeit etc. können sehr problematisch sein. Außerdem bleiben dann die für die emotionale Aktivierung zuständigen Hirnareale länger aktiv, sie versuchen sich sozusagen doch noch bemerkbar zu machen.

In einer eindrücklichen Studie (Herwig u. a. 2010) wurden Versuchspersonen gebeten, entweder ihre Gefühle wahrzunehmen oder sich mit einer kognitiven Aufgabe zu beschäftigen. Bei der Versuchsgruppe, die mit der kognitiven Aufgabe beschäftigt war, hielt die Aktivierung der für die Emotionsverarbeitung zuständigen Hirnareale deutlich länger an als bei jener Gruppe, die den Auftrag hatte, ihre Gefühle wahrzunehmen. Das Ergebnis erstaunt, wäre doch zu erwarten gewesen, dass die Beschäftigung mit Gefühlen die eher emotionsbezogenen Hirnareale aktivieren würde. Doch genau das Gegenteil war der Fall: Wurden die Gefühle gemäß der Aufgabenstellung gespürt, reduzierte sich die Aktivität in jenen Gehirnbereichen, die für die Emotionsverarbeitung zuständig sind. Gefühle klingen also dann ab, wenn sie wahrgenommen werden. Werden Gefühle hingegen nicht gefühlt, so bleiben sie im Hintergrund wirksam. Die Forscher verglichen daher die Gefühlswahrnehmung mit einem Wecker: Nur wenn der Wecker gehört wird, kann er auch ausgestellt werden, andernfalls klingelt er unentwegt weiter.

Das »Wegdrücken« von Gefühlen kann sogar dazu führen, dass sie nicht abklingen, sondern sich teilweise noch verstärken. Wird beispielsweise bei Versuchspersonen Ärger aktiviert und anschließend der Ausdruck des Ärgers unterbunden, so bleibt der Ärger bestehen oder verstärkt sich.

Wenn wir unsere Gefühle nicht wahrnehmen, kommt es zudem zu einer körperlichen Anspannung und einem erhöhten Sympathikotonus, unter anderem mit höherem Herzschlag und steigendem Blutdruck. Dies kostet den Körper viel Energie und belastet ihn längerfristig, Folgen können psychosomatische Störungen oder chronische körperliche Spannungsmuster und entsprechende Schmerzen sein.

Das Wegdrücken von Gefühlen führt zudem zu einem reduzierten Erleben angenehmer Gefühle. Wir sind nicht in der Lage, nur einzelne unerwünschte Gefühle wegzudrücken, sondern reduzieren dann unsere emotionale Erlebnisfähigkeit generell. In der Folge sind auch Gefühle wie Ausgelassenheit und Zufriedenheit sowie Qualitäten wie Lebendigkeit und Spontaneität weniger zugänglich. Als Metapher lassen sich Gefühle mit dem Wasser in einer gefüllten Badewanne vergleichen: Man kann nicht nur an der einen Seite der Wanne das Wasser rauslassen. Sobald der Stöpsel gezogen wird, läuft das Wasser überall gleichmäßig ab.

Bekannt ist auch der Zusammenhang zwischen der Bereitschaft und Kompetenz, Gefühle zu spüren, und dem Auftreten psychischer Erkrankungen. So berichtet Sven Barnow (2015), dass Personen, die ihre Gefühle schlecht wahrnehmen, ein deutlich höheres Risiko haben, an einer Depression zu erkranken, als im Bevölkerungsdurchschnitt. Auch umgekehrt lässt sich nachweisen, dass Menschen mit einem besseren Zugang zu ihren Gefühlen ein geringeres Risiko haben, depressiv zu werden. > Gefühle und psychische Erkrankungen, Seiten 22 f.

ABBILDUNG 9

Zusammenhang zwischen Depression und dem Ausmaß an Gefühlsblindheit (nach BARNOW u. a. 2008)

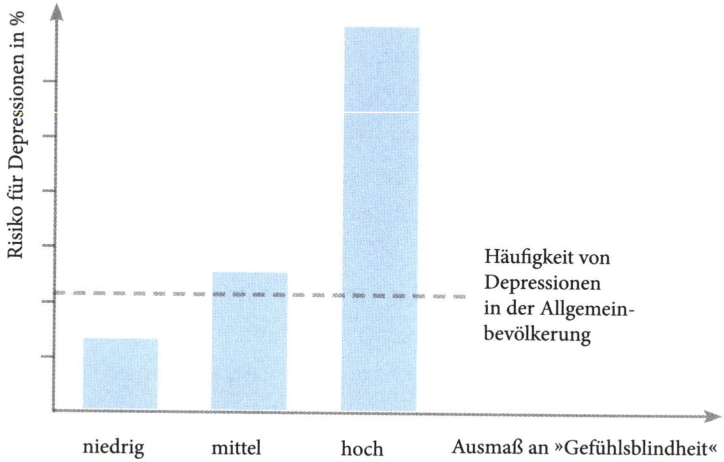

Das Unterdrücken von Gefühlen und des Gefühlsausdrucks ist eine der ungünstigsten Strategien zum Umgang mit Gefühlsregungen, und doch wird es sehr häufig praktiziert. Natürlich gibt es Situationen, in denen es sinnvoll und sozial erwünscht ist, das Gefühl beiseitezudrücken und es nicht zu zeigen. Es gibt vielfältige soziale Kontexte, in denen ein Gefühlsausdruck nicht angemessen ist oder sogar negative Folgen hätte. In solchen Situationen ist die Emotionsunterdrückung eine sehr funktionale Strategie, die weiterhin praktiziert werden sollte. Manchmal bedarf es dann Methoden, um im Anschluss an eine solche Situation die aus dem Wegdrücken des Gefühls hervorgegangene Körperanspannung wieder lösen zu können.

Meistens erfolgt die Gefühlsunterdrückung aber hochgradig automatisiert und in Situationen, in denen sich der Betroffene durchaus für das Gefühl öffnen oder es zeigen könnte, ohne dabei Schaden zu nehmen oder Schaden zu verursachen. In diesen Fällen wird das Gefühl beiseitegeschoben, weil das Erleben dieser Empfindung nicht gewünscht wird. Oft ist die Emotionssuppression dann so automatisiert, dass sie vom Betroffenen gar nicht mehr bewusst wahrgenommen wird.

Unterregulation und Überregulation

Eines der wichtigsten emotionstheoretischen Konzepte für die sozialpsychiatrische Arbeit ist die Unterscheidung unterregulierter und überregulierter Klientinnen und Klienten. »Unterregulation« meint ein Zuwenig an Regulation, und zwar mit der Folge, dass Gefühle überflutend wirken. »Unter« steht also ganz einfach formuliert für »zu viele Gefühle«, was von der Formulierung her etwas verwirren kann. »Überregulation« hingegen bedeutet, dass Gefühle sehr stark reguliert werden, mit der Folge, dass sie nur noch sehr schwach oder fast gar nicht mehr wahrnehmbar sind.

In Fortbildungsgruppen frage ich oft nach der Einschätzung der Mitarbeitenden, wie viel Prozent ihrer Klienten eher unterreguliert und wie viel eher überreguliert sind. Natürlich ist diese Verteilung in den verschiedenen Institutionen sehr unterschiedlich und hängt von Faktoren wie der Altersgruppe der Klienten ab. Trotzdem ähneln sich viele Einschätzungen von Fachpersonen, die einen *deutlich* größeren Teil ihrer Klienten für überreguliert, also eher gefühlsgehemmt halten und einen kleineren Teil für unterreguliert.

Überregulation und Unterregulation hängen unter anderem vom Krankheitsbild ab. So sind Borderlinebetroffene und andere Klienten mit Persönlichkeitsstörungen oft unterreguliert und Psychoseklienten und depressive Menschen vielfach überreguliert. Hinter einer vermeintlichen Unterregulation verbirgt sich bei genauerer Betrachtung häufig eine Überregulation. Beispielsweise versucht jemand sehr lange, schmerzhafte Gefühle beiseitezudrücken, und wird anschließend von tiefster Verzweiflung bis hin zu Suizidgedanken überwältigt.

Die negativen Folgen einer Unterregulation sind offensichtlich. Beispielsweise neigen Borderlinebetroffene zu starken Wutausbrüchen und selbstverletzenden Verhaltensweisen, weil es ihnen nicht gelingt, ihre Gefühle so weit zu regulieren, dass sie damit gut umgehen können. Die negativen Folgen von Überregulation hingegen sind zunächst weniger offensichtlich. Oft ist es sogar so, dass überregulierte Klienten als die angenehmen Klienten erscheinen, als die »Braven«, die folgsam den Behandlungsvorgaben folgen.

In vielen sozialpsychiatrischen Einrichtungen können Mitarbeitende ihre Arbeitsbelastung nur bewältigen, weil es auch diese eher ruhigen Klientinnen und Klienten gibt, die »mitlaufen« und eher unauffällig und wenig fordernd sind. Das kann dann dazu führen, dass die Überregulation eigentlich sogar sehr willkommen ist und insgeheim bestätigt wird. Prompt kümmern wir uns weniger um sie. Doch Klienten zahlen einen hohen Preis dafür, denn mit der Wahrnehmung der Gefühle und der emotionalen Schwingungsfähigkeit sind viele Fähigkeiten wie Motivation und Lebensfreude verbunden, zu denen der Betroffene dann ebenfalls keinen Zugang findet. > Gefühle und Motivation, Seiten 39 f., 73

Wenn jemand kaum in der Lage ist, seine Gefühle wahrzunehmen, wird von Alexithymie (Gefühlsblindheit) gesprochen, was als Unfähigkeit, Gefühle zu erkennen und auszudrücken, übersetzt werden kann. Es handelt sich dabei nicht um ein Krankheitsbild, sondern um ein ursprünglich aus der Psychoanalyse stammendes Konzept, mit dem diese Menschen beschrieben werden. Die Betroffenen tun sich auch schwer damit, emotionale Zustände nicht nur bei sich, sondern auch bei anderen zu erkennen und als Hinweise für den Umgang mit

Situationen zu nutzen. Verschiedene Untersuchungen gehen davon aus, dass etwa 10 Prozent der Bevölkerung betroffen sind, Männer wohl häufiger als Frauen (FRANZ 2016). Menschen mit alexithymen Zügen neigen nach klinischer Beobachtung vermehrt zu psychosomatischen Erkrankungen, aber auch bei Menschen mit psychotischen Krisen oder mit Anorexie ist ein höherer Anteil zu beobachten.

Im Alltag ergeben sich für Mitarbeitende große Herausforderungen, um den Bedürfnissen von Menschen mit unterregulierten und Menschen mit überregulierten Emotionen gerecht zu werden.

BEISPIEL

»**Unterreguliert**«: In der Supervision einer Tagesstätte berichten die Mitarbeitenden davon, dass sie sich schon seit Wochen in allen Teamsitzungen fast nur mit einer Klientin beschäftigen. Sie fordert viel Unterstützung ein und wird schnell verbal aggressiv, wenn sie von Mitarbeitenden darauf angesprochen oder sogar begrenzt wird. Sie läuft dann wutentbrannt davon und hinterlässt bei einem Teil der Mitarbeitenden Ärger, bei anderen Schuldgefühle, dass sie sich nicht genügend gekümmert haben. Alle reagieren zusätzlich mit Angst, dass die Klientin sich etwas antun könnte.

BEISPIEL

»**Überreguliert**«: Herr G. ist sehr ruhig und zurückhaltend. In der Tagesstätte wissen die Mitarbeitenden oft gar nicht, ob er anwesend ist. Er spricht wenig und wirkt eher uninteressiert. Manchmal fällt er durch spontanes Lachen auf, kann aber selbst gar nicht angeben, worüber er gerade lacht. Als vor etwa einem Jahr seine Mutter verstarb, zeigte er kaum emotionale Regung. Einige Monate später allerdings geriet er in eine psychotische Krise und entwickelte den Wahn, dass alle Menschen in seinem Umfeld vergiftet würden. In der Supervision wird Herr G. nur besprochen, weil sich das Team vorgenommen hat, sich mit jedem Klienten mindestens einmal im Jahr intensiver zu beschäftigen.

Die beiden Klientengruppen brauchen unterschiedliche Unterstützung. Während unterregulierte Klienten Strategien benötigen, die ihnen eine bessere Kontrolle ihrer Emotionen möglich machen, sollten überregulierte Klienten dabei unterstützt werden, einen besseren Zugang zu ihren Gefühlen zu finden. Daher ist es sehr wichtig, diese beiden Formen des Umgangs mit Gefühlen gut zu unterscheiden. Nach meiner Erfahrung geschieht dies im Alltag vielfach nicht, beispielsweise werden überregulierten Klienten Skills zum Herunterregulieren von Gefühlen vermittelt.

Unterregulierte Klienten brauchen Strategien, die ihnen eine bessere Kontrolle ihrer Emotionen ermöglichen; überregulierte Klienten hingegen sollten dabei unterstützt werden, einen besseren Zugang zu ihren Gefühlen zu entwickeln.

Was ist emotionale Kompetenz?

Um gut mit den eigenen Gefühlen und mit Situationen, die Gefühle aktivieren, umgehen zu können, sind verschiedene Fähigkeiten erforderlich. Diese Fähigkeiten kann man als »emotionale Intelligenz« oder »emotionale Kompetenz« bezeichnen. Da der Begriff Intelligenz gemeinhin für kognitive Leistungsfähigkeit benutzt wird, spreche ich von »emotionaler Kompetenz« (siehe dazu auch Berking 2010). Das Potenzial unserer Gefühle wird erst dann genutzt, wenn viele der im Folgenden genannten Fähigkeiten vorhanden sind und angewendet werden können. Zentrale Fähigkeiten zum Umgang mit Gefühlen sind folgende:

ABBILDUNG 10

Bedeutsame Fähigkeiten für einen guten Umgang mit Gefühlen

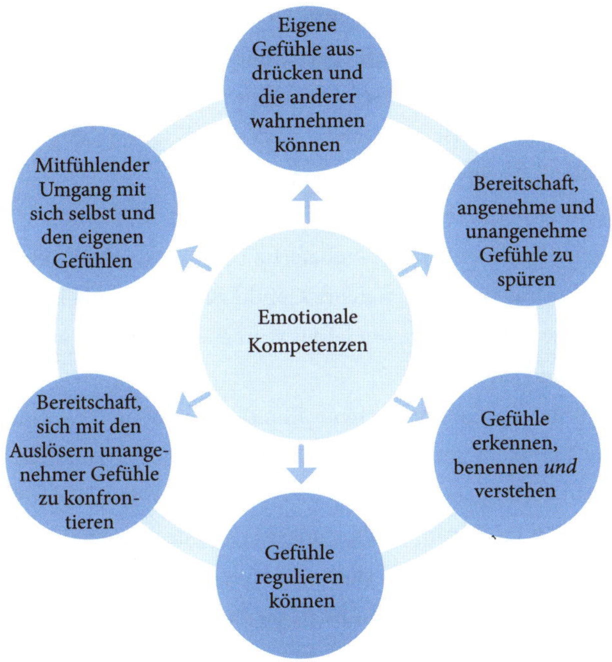

Eigene Gefühle ausdrücken und die Gefühle anderer wahrnehmen können: Gefühle helfen uns, Kontakt zu anderen Menschen herzustellen und Beziehungen zu gestalten. Nur wenn wir in der Lage sind, die Gefühle anderer Menschen wahrzunehmen, können wir deren Motive verstehen. So wird deren Verhalten für uns einschätzbar. Wenn wir nicht in der Lage sind, Gefühle zu zeigen, werden soziale Begegnungen deutlich erschwert. Daher sind der Ausdruck der eigenen Gefühle und das Wahrnehmen der Gefühle anderer eine Voraussetzung für gute zwischenmenschliche Kontakte und gute Bindungen.

Beispielsweise können wir in schwierigen Situationen nur dann soziale Unterstützung erhalten, wenn andere wahrnehmen können, wie es uns eigentlich geht.

Bereitschaft, angenehme und unangenehme Gefühle zu spüren: Nur wenn wir bereit sind, angenehme und unangenehme Gefühle zu fühlen, können sich die Gefühle auch wieder »beruhigen«. Die Akzeptanz der eigenen Gefühle gehört zu den wichtigsten Fähigkeiten für einen guten Umgang mit Emotionen.

Gefühle erkennen, benennen und verstehen: Um uns unseren Gefühlen gegenüber nicht ausgeliefert zu fühlen, ist es hilfreich, dass wir genauer wahrnehmen, welches Gefühl wir gerade haben, und dass wir verstehen, warum es gerade da ist und welche Informationen in ihm enthalten sind.

Gefühle regulieren können: Emotionsregulation ist eine sehr wichtige Fähigkeit, um Gefühle nicht als übermächtig zu erleben und sich ihnen gegenüber nicht ausgeliefert zu fühlen. Nur wenn wir ein gewisses Maß an Kontrolle über unsere Gefühle erleben, bleiben wir handlungsfähig, selbst wenn starke Gefühle auftauchen.

Bereitschaft, sich mit den Auslösern unangenehmer Gefühle zu konfrontieren: Wenn wir unangenehme Gefühle dadurch vermeiden, dass wir den Auslösern der Gefühle aus dem Weg gehen, reduziert sich unser Lebens- und Handlungsspielraum drastisch. Das Vermeiden der Wahrnehmung der Auslöser bildet in der sozialpsychiatrischen Arbeit eine sehr verbreitete Strategie. So lösen beispielsweise soziale Kontakte oft Angst und Schamgefühle aus und werden deshalb vermieden.

Mitfühlender Umgang mit sich selbst und den eigenen Gefühlen: Freundlich mit sich selbst und mit den eigenen Gefühlen umgehen zu können ist eine sehr zentrale Fähigkeit. Wenn wir uns verurteilen oder für eigene Gefühle schämen, verstärken wir diese Emotionen sogar. Außerdem kann es zu sekundären Emotionen kommen, etwa wenn jemand auf ein Lob mit Scham reagiert, statt die Freude über das positive Feedback wahrnehmen und zulassen zu können.

Viele der hier beschriebenen Fähigkeiten sind bei psychiatrischen Klientinnen und Klienten unzureichend ausgeprägt. So hat ein Klient kaum die Fähigkeit, seine Gefühle in sozialen Begegnungen auszudrücken; eine andere Klientin vermeidet fast sämtliche Situationen, die Gefühle aktivieren könnten. Jedes dieser Fähigkeitsdefizite hat verschiedene negative Folgen. Jemand, der seine Gefühle nicht vermitteln kann, wird Probleme beim Aufbau und beim Aufrechterhalten sozialer Beziehungen haben. Wer auslösende Situationen vermeidet, wird sein Leben zwangsläufig massiv einschränken müssen und wird sich viele Erlebensbereiche vorenthalten. Viele Schwierigkeiten, mit denen psychiatrische Klienten konfrontiert sind, beispielsweise sozialer Rückzug, Antriebslosigkeit oder soziale Isolation, werden letztlich durch die hier beschriebenen Fähigkeiten zum Umgang mit Gefühlen mitbedingt. Daher ist es wichtig, dass Klienten Unterstützung beim Aufbau dieser Fähigkeiten erhalten, und nicht nur darin unterstützt werden, Gefühle herunterzuregulieren.

Da die Stärkung der emotionalen Kompetenz eine längerfristige Angelegenheit ist, stellt sich diese Herausforderung vor allem für Mitarbeitende, die *langfristig* mit ihren Klienten arbeiten. Während es insbesondere im klinischen Setting vielfach nur möglich ist, akute Probleme und Zuspitzungen abzubauen, können Mitarbeitende beispielsweise in betreuten Wohnformen strukturiert an der Förderung der emotionalen Kompetenz arbeiten und sollten, soweit es ihr Arbeitsauftrag und ihre Ressourcen zulassen, diese Möglichkeit auch aktiv nutzen. In einem ersten Schritt wird dabei erarbeitet, welche Defizite es in Bezug auf den Umgang mit Gefühlen beim Klienten gibt, und anschließend werden Strategien entwickelt, um die jeweiligen Alternativen zu fördern. Bei vielen Klienten fehlt die Bereitschaft, sich mit den Auslösern unangenehmer Gefühle zu konfrontieren, auch der mitfühlende Umgang mit sich und den eigenen Gefühlen ist vielfach gering ausgeprägt.

Berufsgruppen, die langfristig mit Klienten zusammenarbeiten, sollten sich auch für die Förderung der emotionalen Kompetenz einsetzen.

Welche Arten von Gefühlen gibt es?

Instrumentelle Gefühle

Als »instrumentelle Emotionen« werden Gefühle bezeichnet, die eine bestimmte Funktion innerhalb sozialer Beziehungen erfüllen, allerdings handelt es sich oftmals gar nicht um wirkliche Gefühle, sondern eher um einen Gefühlsausdruck, also das *Zeigen* eines (vermeintlichen) Gefühls. Das dient dazu, beim anderen eine Wirkung zu erzielen. Wenn ein Klient beispielsweise Aufmerksamkeit von professioneller Seite erfährt, sobald er Wut zeigt, und ihm diese Aufmerksamkeit sehr wichtig ist, wird er zukünftig vermehrt Wut zeigen, um die gewünschte Aufmerksamkeit zu bekommen. Das bedeutet nicht, dass der Klient sich dann »absichtlich« so verhielte, denn häufig handelt es sich gar nicht um eine bewusste Entscheidung.

Instrumentelle Emotionen werden oft schon in der Kindheit angelegt. Wenn das kleine Kind die Erfahrung macht, dass die emotional kaum zugänglichen Eltern endlich auf das Kind eingehen, wenn dieses hochdramatisch von schwierigen Dingen berichtet, dann wird es immer wieder zu einer gewissen Dramatisierung neigen. Im Erwachsenenalter wird dieser Funktionscharakter des Gefühlsausdrucks gar nicht erkannt, sondern das dargestellte Gefühl wird auch von der Person selbst für wahr gehalten. Klienten setzen diese instrumentellen Emotionen also nicht bewusst ein, sie ereignen sich eher und sind ungeplant. Daher sind Bewertungen, sie würden »manipulieren« oder »austricksen«, häufig unangemessen. Manchmal können Klienten aber durchaus beschreiben, wie sie bewusst ein bestimmtes Verhalten wählen, um eine bestimmte Reaktion zu erzielen. Doch auch dahinter verbirgt sich letztlich kein »böser Wille«, da das Verhalten aus einer inneren Not erfolgt und der Klient keine Handlungsalternativen sieht.

AUFMERKSAMKEIT Mit instrumentellen Emotionen sinnvoll umzugehen ist ein typisches Arbeitsfeld für die Sozialpsychiatrie, denn psychiatrisch Tätige sind oft mit instrumentellen Emotionen konfrontiert. Ein ungünstiger Umgangsstil damit festigt problematisches Verhalten, wirkt sich längerfristig negativ auf den Klienten aus und hat für die Teams und Einrichtungen häufig sehr arbeitsintensive Verhaltensweisen zur Folge. Daher ist es wichtig, dass Teams oder Einzelpersonen die Dynamik der instrumentellen Emotionen durchschauen und angemessene Verhaltensweisen vereinbaren, denn diese Emotionen reduzieren sich natürlicherweise, wenn sie nicht erfolgreich sind. Dabei muss allerdings berücksichtigt werden, dass sie sich oft zunächst noch steigern, wenn das Team nicht mehr gemäß der erwünschten Verhaltensweise reagiert. Wenn der Klient nämlich eine bestimmte Reaktion gewohnt ist und diese plötzlich nicht mehr eintritt, wird er zunächst versuchen, durch eine Verstärkung die bekannte Verhaltensreaktion doch herbeizuführen. Erst wenn auch das nicht erfolgreich ist, wird die instrumentelle Emotion langfristig eingestellt. Zentral ist es, Aufmerksamkeit und Problemverhalten zu entkoppeln, also problematische Verhaltensweisen nicht durch vermehrte Aufmerksamkeit zu belohnen. Doch genau dies geschieht im Alltag vielfach.

Besonders in Teams stellt sich dabei eine große Herausforderung, denn alle Mitglieder sollten sich relativ ähnlich verhalten. Zum Team gehört dabei nicht nur das Kernteam, sondern auch Mitarbeitende im weiteren Umfeld, etwa der Praktikant, die Nachtwache oder die Köchin, die mit den Klienten regelmäßig kocht. In einem Team kann es sehr schwierig sein, einen solchen Konsens überhaupt zu entwickeln. Manchmal haben Teammitglieder sehr verschiedene Ansichten, sodass eine Entscheidung von der Teamleitung vorgegeben werden muss. Womit dem Klienten ganz sicher geschadet wird, ist ein sehr konträrer Umgangsstil verschiedener Mitarbeiter. Wenn beispielsweise der eine Kollege auf den Ausdruck von Wut mit viel Aufmerksamkeit und Gesprächsangebot reagiert und der andere solche Gefühlsäußerungen eher zu ignorieren versucht, bleibt ein zutiefst verunsicherter Klient zurück. Unter Umständen erhöht dieser Verhaltensstil sogar noch die Wahrscheinlichkeit für das unerwünschte Verhalten, denn der Klient erfährt eine sogenannte intermittierende Verstärkung: Für ein Verhalten einmal belohnt zu werden und ein späteres Mal nicht, festigt diesen Verhaltensstil ganz besonders und macht ihn resistent für Veränderung.

BEISPIEL

Eine Klientin schildert immer wieder recht unproblematische Situationen emotional hochdramatisch. Anfangs erfährt sie dafür von einzelnen Teammitgliedern viel Aufmerksamkeit und Unterstützung mit der Folge, dass die Klientin immer häufiger vollkommen aufgewühlt von recht unspektakulären Alltagssituationen berichtet. Als das Team entscheidet, dieses Verhalten nicht länger mit Aufmerksamkeit zu belohnen, werden die Schilderungen zunächst noch dramatischer. Als die Klientin erkennt, dass die Helfenden trotzdem nicht mehr Aufmerksamkeit dafür geben, versucht sie die Aufmerksamkeit bei Mitklienten zu bekommen.

Insbesondere bei Klienten, die schon lange und häufig Kontakt mit dem psychosozialen Hilfesystem haben, entwickeln sich instrumentelle Emotionen oft gerade aus dem Umgangsstil der Mitarbeitenden. Die Betroffenen beobachten die Verhaltensweisen sehr genau und erkennen Zusammenhänge zu ihrem eigenen Verhalten oder dem von Mitklienten. Da das obige Prinzip der Entkoppelung von Symptomverhalten und Aufmerksamkeit in vielen Fällen nicht beachtet wird, bringt das Hilfesystem dem Klienten vielfach erst bei, instrumentelle Emotionen einzusetzen. Für alle Klienten, für die Aufmerksamkeit der professionell Tätigen sehr wichtig ist, beispielsweise für viele Borderlinebetroffene, erhöht sich mit zunehmendem Kontakt zum Hilfesystem das Risiko für instrumentelle Emotionen. Es ist schwierig, nicht in erster Linie den lauten und herausfordernden Klienten Aufmerksamkeit zu widmen, sondern Momente und Klienten zu belohnen, die eher freundlich, unauffällig oder ruhig sind. Die Entkoppelung von Symptomverhalten und Aufmerksamkeit bedeutet eben nicht nur, die Aufmerksamkeit für problematische Verhaltensweisen zu reduzieren, sondern ebenso, angemessenes Verhalten zu verstärken.

Um funktionellen Emotionsausdruck nicht auch noch zu bestärken, sollten Mitarbeitende diesen Verhaltensstil nicht mit Aufmerksamkeit belohnen. Dazu muss sich der Mitarbeitende bzw. das Team sehr sicher sein, dass es sich wirklich um eine instrumentelle Emotion handelt. Andernfalls besteht das Risiko einer erneuten Invalidierung eines emotionalen Erlebens.

Primäre adaptive Gefühle

Primäre adaptive Emotionen sind jene Gefühle, die als unmittelbare Folge einer Situation bzw. einer inneren oder äußeren Wahrnehmung auftreten. Wer sich an eine schöne Situation erinnert, der wird wahrscheinlich zuerst Freude empfinden. Wer gerade seine Lieblingstasse fallen gelassen hat, der wird traurig werden. Primäre Emotionen sind die spontanen und ursprünglichen Gefühle. Zuweilen sind diese Gefühle aber auch unangenehm, sodass es uns schwerfällt, sie zuzulassen.

Primäre adaptive Gefühle werden natürlicherweise, also evolutionär, erworben und durch bestimmte äußere Situationen ausgelöst. Sie sind stimmig und angemessen und werden als »primär« bezeichnet, weil es sich um die erste emotionale Reaktion handelt, die durch ein Ereignis hervorgerufen wird. »Adaptiv« meint, dass sie hilfreich sind und den betroffenen Menschen dabei unterstützen, dass seine Bedürfnisse erfüllt sind und er gut mit äußeren Situationen zurechtkommt. Wenn jemand beispielsweise in eine Bedrohungssituation gerät, wird natürlicherweise Angst ausgelöst. Diese legt dann vielleicht das Handlungsmuster »Flucht« nahe. Oder es kommt zu Ärger, wodurch die Handlungsbereitschaft »Angriff« gebahnt wird. Solche Gefühle passen in die Situation und enthalten wichtige Informationen, nämlich zum Beispiel, vorsichtig zu sein und auf Gefahrensignale zu achten. Wenn jemand vor Kurzem eine Verlusterfahrung gemacht hat, also etwa ein geliebter Mensch verstorben ist, dann wird natürlicherweise eine Trauerreaktion ausgelöst. Auch hier ist das Gefühl stimmig und angemessen. Die allermeisten unserer vielen Alltagsgefühle sind solche primären adaptiven Emotionen. Aus einem primären stimmigen Gefühl geht dann eine stimmige und hilfreiche Handlung hervor.

ABBILDUNG 11

Zusammenhang von Situation, primärer Emotion und stimmiger Handlung

Situation →	Primäre Emotion →	Adaptive Handlung
Grenzverletzung o. a.	Selbstbehauptender Ärger	Sich zur Wehr setzen

Nicht selten ist allerdings unklar, ob es sich bei einem Gefühl tatsächlich um eine primäre hilfreiche Emotion handelt. Um das herauszufinden, kann man sich der Qualität des Gefühls zuwenden. Eine primäre stimmige Emotion fühlt sich zumeist lebendig an und zeichnet sich dadurch aus, dass man als Helfender mitschwingt. Gerade diese emotionale Resonanz bei uns Fachpersonen ist es, die meistens für eine solche primäre Emotion spricht. Im Gegensatz dazu fühlen sich die instrumentellen Emotionen in der Resonanz eher leer an, der Helfende ist wenig berührt, das Gefühl wird als künstlich, übersteigert oder »gemacht« erlebt.

Da diese primären Emotionen für den Betroffenen hilfreich sind, ist die professionelle Handlungsstrategie klar: Sie besteht darin, den Betroffenen dabei zu unterstützen, dieses Gefühl zu spüren und die darin enthaltenen Informationen zu nutzen. In einer Trauerreaktion besteht die Unterstützung beispielsweise darin, dieser Trauer Raum zu geben. Die gefühlte Wahrnehmung wird also unterstützt, als stimmig interpretiert, begleitet und mitgetragen.

Jedem angemessenen Gefühl sollte Raum gegeben werden. Das ist für professionell Tätige aber nicht immer einfach, denn das als unangenehm erlebte Gefühl des Betroffenen muss ja auch von der helfenden Person ausgehalten werden. Fachpersonen müssen sich davor hüten, solche primären Gefühle vorschnell verändern oder abschwächen zu wollen. Die Gabe von Medikamenten ist bei primären adaptiven Gefühlen nur in Ausnahmefällen sinnvoll. Sie werden aber vielfach trotzdem gegeben, etwa weil der Betroffene sie einfordert oder der Helfende bzw. das helfende System mit dem Gefühl nicht länger konfrontiert sein möchte. So erhält ein Klient während einer Trauerreaktion ein Benzodiazepin verabreicht, was nur in Ausnahmefällen sinnvoll ist, da der Trauerprozess dadurch blockiert werden kann. > Medikamentengabe, Seiten 85, 111 f.

Wir Helfenden sollten uns darin üben, diese Gefühle mitzutragen, was aber nur gelingt, wenn wir ein gewisses Maß an Selbsterfahrung haben und in der Lage sind, auch unsere eigenen unerwünschten Gefühle zu tragen. Wer als Helfender beispielsweise selbst das Gefühl Ärger kaum aushält, wird eher versuchen, es schnell abzuschwächen, sobald es beim Klienten auftritt.

Sekundäre Gefühle

Nicht so ganz selten haben wir Menschen Gefühle, die wir am liebsten sofort wieder los wären. Wir wenden alternativlos und unbewusst verschiedenste Strategien an, um unerwünschte Gefühle nicht oder nur abgeschwächt wahrnehmen zu müssen. Eine sehr gut einsetzbare Möglichkeit besteht darin, ein Gefühl durch ein anderes Gefühl zu überdecken. In der Psychoanalyse wird daher von der sogenannten Deck-Emotion gesprochen. Heute wird vielfach der Begriff »sekundäre Emotionen« benutzt (Greenberg 2011).

Primäre Gefühle, die wir gerne durch andere tarnen, sind vor allem Gefühle, die uns vermeintlich angreifbar und verwundbar machen, beispielsweise Einsamkeit, Scham, Angst, Schmerz oder Ohnmacht. Sie werden überdeckt durch Gefühle, die uns weniger riskant erscheinen. Eine typische sekundäre Emotion ist die Wut. Wir sind dann beschämt, aber statt die Scham zu fühlen, greifen wir jemand anderen an oder wenden die Wut gegen uns selbst.

BEISPIEL

Eine Klientin wird von der Mitarbeiterin in der betreuten WG darauf angesprochen, dass sie zu gemeinsamen Gesprächen oft zu spät kommt. Bei der Klientin löst dieses negative Feedback eine Mischung von Gefühlen aus, nämlich Scham, Schuld und auch

Angst davor, dass die Fachperson die Begleitung beenden könnte. Diese Gefühle werden von der Klientin jedoch nicht wahrgenommen, stattdessen wird sie ärgerlich. Sie greift die Bezugsperson an und rechtfertigt ihr Zuspätkommen damit, dass ihrer Meinung nach die Gespräche gar nichts bringen würden. Sie habe schon länger überlegt, dass sie eigentlich eine andere Bezugsperson möchte. Schließlich redet sie sich immer mehr in Rage, beleidigt die Bezugsperson und wirft ihr vor, unengagiert zu arbeiten und unfähig zu sein.

Es sind nicht nur unangenehme Gefühle, die durch sekundäre Emotionen überdeckt werden. Bei vielen Klienten ist zu beobachten, dass auch angenehme Gefühle vielfach von sekundären Gefühlen überlagert werden. Viele Betroffene sind zum Beispiel kaum in der Lage, Freude wirklich wahrzunehmen und sie auch zu genießen. Die primäre Emotion Freude wird dann von Angst (»Man soll den Tag nicht vor dem Abend loben«) oder von Scham (»Hochmut kommt vor dem Fall«) überdeckt.

BEISPIEL

Eine Klientin in der Tagesstätte wird von einem Mitarbeiter dafür gelobt, dass das von ihr gekochte Essen wirklich sehr lecker gewesen sei. Er sagt, er habe es selten erlebt, dass dieses Gericht so schmackhaft zubereitet war. Die Klientin schaut verlegen zu Boden und sagt, eine andere Besucherin habe das Essen abgeschmeckt und allein ihr sei der gute Geschmack zu verdanken.

An diesem Beispiel wird deutlich, dass sekundäre Emotionen für Betroffene oft sogar schädlich sind. Wenn die Freude nicht gefühlt wird und stattdessen Scham aufkommt, sobald man gelobt wird, werden angenehme Ereignisse mit unangenehmen Gefühlen verbunden. Wird das eigentliche Gefühl nicht wirklich gespürt, können die Informationen nicht genutzt werden, die in dem Gefühl enthalten sind. Außerdem kann das eigentliche Gefühl nicht bearbeitet werden, da es ja gar nicht zugänglich ist.

Für uns Helfende ist es sehr wichtig, primäre und sekundäre Emotionen zu unterscheiden und die eigentliche Emotion zu erahnen oder zu erfragen, denn nur durch die Arbeit mit dem wirklichen Thema und dem eigentlichen Gefühl kann es zu einer Veränderung kommen. So wäre es therapeutisch nicht sinnvoll, sich mit der im obigen Beispiel beschriebenen Wut der Klientin zu beschäftigen oder sie gar aufzufordern, dieses Gefühl »herauszulassen«, stattdessen wäre es wünschenswert, über das dahinter liegende Gefühl zu sprechen.

Primäre maladaptive Gefühle

Als emotionale Reaktionen tauchen oft Gefühle auf, die eigentlich gar nicht in die Situation passen oder so übersteigert wirken, dass ihre Heftigkeit der Auslösesituation nicht angemessen erscheint. Diese Gefühle werden als »primäre maladaptive Emotionen« bezeichnet. Sie heißen »primär«, weil sie unmittelbar durch eine Situation oder ein inneres Ereignis ausgelöst werden, und »maladaptiv«, weil das Gefühl nicht stimmig und es daher für die Bewältigung der gegenwärtigen Situation nicht hilfreich ist. Ich bezeichne sie auch als »Zeitreisegefühle« oder »konservierte Gefühle«, denn sie stammen aus früheren Lebensphasen. Zeitreisegefühle lassen sich daran erkennen, dass sie sich immer gleich anfühlen und uns sehr vertraut erscheinen. Sie gehen meistens mit einem Gefühl von Ohnmacht und Überwältigtsein einher. Jeder Mensch kennt solche Gefühle, bei psychiatrischen Klientinnen und Klienten können sie aufgrund besonders schwieriger biografischer Erfahrungen aber gehäuft oder stark auftreten.

BEISPIEL

Eine Klientin wuchs mit suchtkranken Eltern auf, die sie schon ab dem dritten Lebensjahr abends oft allein ließen. Die Klientin schildert, sie habe als Kind nächtelang nicht geschlafen und nur aus dem Fenster geschaut, wann die Eltern wiederkämen. Als Erwachsene ist sie in der Partnerschaft extrem eifersüchtig und geradezu panisch, dass sie von ihrem Partner betrogen werden könnte. Sie erzählt, es seien schon zwei Beziehungen in die Brüche gegangen, weil ihre Partner sich von ihr zu sehr kontrolliert gefühlt hätten.

ABBILDUNG 12

Zusammenhang von aktueller Situation, biografischen Erfahrungen und ungünstigen Handlungskonsequenzen bei primären maladaptiven Emotionen

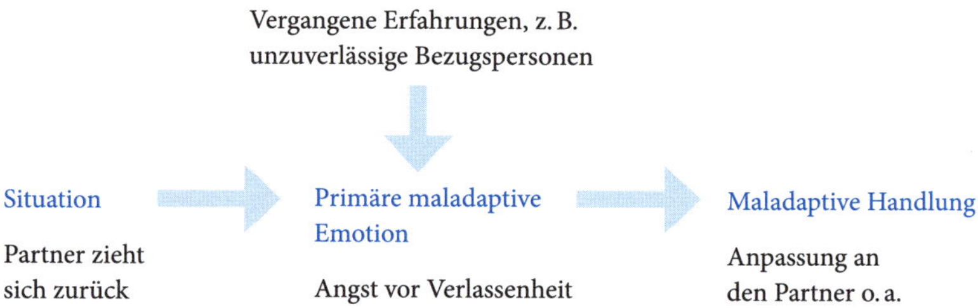

So komplex und verschieden biografische Erfahrungen auch sein mögen, letztlich sind die emotionalen Reaktionen darauf recht ähnlich. Vor allem drei emotionale Schemata sind verbreitet und decken den allergrößten Teil der biografisch verankerten Gefühle ab (nach Greenberg 2011):

1. »Ich bin minderwertig«: die tiefe Überzeugung und Empfindung, mangelhaft und unzureichend zu sein. »So, wie ich bin, bin ich nicht

liebenswert. Wenn die anderen wüssten, wie ich wirklich bin, würden sie mit mir nichts mehr zu tun haben wollen.«
Gefühle: Scham, Schuld, Minderwertigkeit

2. »Ich bin schwach«: die tiefe Überzeugung und Empfindung, dem Leben nicht gewachsen zu sein, schwach, wehrlos und nicht überlebensfähig zu sein.
Gefühl: Angst

3. »Ich bin mutterseelenallein«: die tiefe Überzeugung und Empfindung, allein, isoliert und nicht zugehörig zu sein.
Gefühle: Traurigkeit und Einsamkeit

Nach meiner Erfahrung kennen fast alle Menschen eines oder mehrere dieser emotionalen Schemata. So haben in der westlichen Kultur ausgesprochen viele Personen die Empfindung, so, wie sie sind, nicht liebenswert zu sein. In der Folge strengen wir uns ungemein an, um anders zu werden, indem wir sehr viel zu leisten versuchen und dabei bereit sind, über unsere Belastungsgrenzen hinauszugehen. Solche emotionalen Schemata sind nicht Folge persönlichen Scheiterns, sondern gehören zum Menschsein dazu und stellen sich bei sehr vielen Menschen ein.

Die primären maladaptiven Emotionen bedürfen in der Regel einer psychotherapeutischen Bearbeitung. Das bloße Spüren der Gefühle anzustreben ist nicht sinnvoll. Zeitreisegefühle zeichnen sich dadurch aus, dass sie in der Gegenwart nicht »stimmen«, da sie ja aus einer anderen Zeit stammen. Dies zu erkennen ist sehr wichtig, andernfalls kann es beispielsweise dazu kommen, dass sich der Betroffene für diese Gefühle verurteilt und schämt, weil er selbst auch erkennt, dass sie nicht angemessen sind. Eine Veränderung der Gefühle wird dann möglich, wenn mit der zurückliegenden Zeit und den damaligen Erfahrungen gearbeitet wird, in der die Gefühle entstanden sind. Dabei geht es vor allem darum, Verständnis, Mitgefühl und Unterstützung für das Kind oder die Person von damals zu erleben. Dazu sind verschiedene Methoden entwickelt worden, etwa das sogenannte Reparenting (»Nachbeeltern«) in der Schematherapie (YOUNG u. a. 2005) oder die Arbeit mit den Innere-Kind-Anteilen (HAMMER 2018).

PSYCHOTHERAPIE In den meisten sozialpsychiatrischen Institutionen ist keine psychotherapeutische Arbeit vorgesehen, zumeist arbeiten auch keine Psychotherapeuten in den Einrichtungen. Ohne psychotherapeutische Qualifikation sollten Mitarbeitende aber ausgesprochen zurückhaltend sein mit der Aufarbeitung primärer maladaptiver Emotionen. Aufgabe sozialpsychiatrisch Tätiger ist es vielmehr, den Klienten über die Möglichkeit einer psychotherapeutischen Behandlung zu informieren und ihn dabei zu unterstützen, eine entsprechende Hilfe zu finden. Dies ist oft langwierig, da in vielen Regionen eine eklatante psychotherapeutische Unterversorgung herrscht, deren Leidtragende vor allem schwerer kranke Klientinnen und Klienten sind.

Mitarbeitende sollten gut darüber informiert sein, welche Möglichkeiten der psychotherapeutischen Behandlung es für ihre Klienten gibt, beispielsweise im Rahmen von Institutsambulanzen oder bei niedergelassenen Psychotherapeuten. Klienten müssen vielfach ermutigt werden, psychotherapeutische Hilfe überhaupt in Anspruch zu nehmen. Leider kommt es immer wieder vor, dass Klienten in Psychotherapien sind, die ihnen letztlich nicht wirklich nützen. So haben manche Therapien einen eher stützend-begleitenden Charakter, ohne dass wirklich an relevanten Themen gearbeitet würde. Falls nach einer einjährigen oder längeren therapeutischen Begleitung weder vom Klienten noch vom Umfeld zumindest kleine Veränderungen wahrnehmbar sind, sollte über einen Therapeutenwechsel nachgedacht werden.

Sozialpsychiatrisch, nicht psychotherapeutisch Tätige haben aber auch bei primären maladaptiven Emotionen zahlreiche Handlungsmöglichkeiten. So können sie durchaus mit dem Klienten erarbeiten, woher das gegenwärtige Gefühl stammt, um dadurch mehr Verständnis für die eigenen Gefühle, weniger Selbstverurteilung und eine mitfühlendere Grundhaltung sich selbst gegenüber zu finden. Dies gilt natürlich besonders dann, wenn der Klient sich für die eigenen Gefühle verurteilt oder diese Gefühle als »falsch« oder »verrückt« abwertet. Primäre maladaptive Emotionen sind immer mit dem Risiko verbunden, in diesen Gefühlen ohnmächtig und verzweifelt zu versinken. Daher ist es wichtig, mit dem Klienten zu erarbeiten, wann und wodurch er in solche Gefühle gerät und was er konkret tun kann, um nicht von ihnen überflutet zu werden.

Traumaassoziierte Gefühle

Traumaassoziierte Gefühle stellen eine Unterform der maladaptiven primären Emotionen dar, sollen hier aber gesondert beschrieben werden, weil sie in der sozialpsychiatrischen Arbeit eine große Rolle spielen. Wir arbeiten vielfach mit Klienten, deren psychische Schwierigkeiten maßgeblich durch Traumatisierungen entstanden sind, etwa bei Posttraumatischen Belastungsstörungen oder bei der Borderline-Persönlichkeitsstörung. Zudem sind wir mit Klienten konfrontiert, die zwar nicht unter einer klassischen Traumafolgestörung leiden, deren Traumaerfahrung aber höchstwahrscheinlich zum Auftreten der psychischen Erkrankung beigetragen hat. Wir müssen heute davon ausgehen, dass etwa die Hälfte der sozialpsychiatrischen Klientinnen und Klienten traumatische Erfahrungen gemacht haben, etwa sexuellen Missbrauch oder andere Gewalterfahrungen, emotionale Vernachlässigung etc. Viele Klienten haben sogar komplexe Traumatisierungen erlitten. Je schwerer sie erkrankt sind, desto höher ist womöglich die Häufung von Traumaerfahrungen.

Bestimmte Emotionen stammen ganz typisch aus einer Traumatisierung und werden durch Trigger reaktiviert. Vor allem Angst und Panik, Ohnmacht und Hilflosigkeit sowie Scham und Schuld treten häufig während und nach Traumatisierungen auf: Hypervigilanz, eine erhöhte Wachsamkeit, erhöhte Schreckhaftigkeit, Irritierbarkeit oder Schlafstörungen. Wenn ein Organismus eine traumatische Erfahrung gemacht hat, wird in der Folge alles getan, um zukünftig eine Wiederholung der Traumasituation zu vermeiden. Daher wird das Angstsystem (die innere Alarmanlage) extrem sensibel, sodass bereits kleinste Auslöser Panik verursachen können. Außerdem werden viele Fehlalarme in Kauf genommen, um zu vermeiden, dass gefährliche Situationen übersehen werden. Auch Empfindungen von Ohnmacht und Hilflosigkeit sind natürliche Reaktionen auf Traumata, die ja gerade dadurch gekennzeichnet sind, dass das Opfer dem Täter, der Naturgewalt oder der anderweitig bedrohlichen Situation wehrlos ausgesetzt war.

Schwieriger nachvollziehbar sind für viele die starken Scham- und Schuldgefühle der Betroffenen. Eigentlich müsste sich natürlich der Täter schämen und sich schuldig fühlen, während das Opfer erkennt, dass es eben Opfer und nicht Täter war. Vielfach gibt sich aber das Opfer selbst die Schuld für die Taten und schämt sich entsprechend. Der innerpsychische Gewinn besteht darin, dass sich das Opfer weniger ausgeliefert fühlen muss, wenn es sich selbst anklagt. Es fühlt sich dann nicht mehr dem Zufall oder der Willkür des Täters ausgesetzt, sondern hat *vermeintlich* durch eigenes Verhalten Einfluss darauf genommen. Der Gewinn des Kontrollempfindens wird erkauft um den Preis der Schuld- und Schamgefühle.

Daneben gibt es Gefühle, die nach Traumatisierungen schlechter oder gar nicht mehr zugänglich sind. Dazu gehört Freude, die durch die Daueraktivierung des Alarmprogramms blockiert wird. Außerdem haben viele Traumaopfer kaum Zugang zu Wut, da zum Selbstschutz eine Wutblockade denjenigen gegenüber aktiviert wurde, die die Traumatisierung bewirkt hatten. Diese Wutblockade setzt sich vielfach nach der Tat fort und lähmt das Opfer. > Motivation, Seiten 39 f.

Traumagefühle reduzieren sich nicht durch achtsames Wahrnehmen oder dadurch, dass über sie gesprochen wird, sondern können sich dann sogar noch verstärken. Im Extremfall kann ein Gespräch über Traumaerfahrungen zu einer Retraumatisierung führen, und zwar mit dem Risiko einer Verstärkung der Traumasymptomatik. Dissoziationen oder selbstschädigende Bewältigungsstrategien wie Selbstverletzungen können dann zunehmen. Daher muss die Bearbeitung von Traumatisierungen erfahrenen Traumatherapeuten vorbehalten bleiben.

Wie im vorherigen Abschnitt schon erwähnt, haben viele sozialpsychiatrische Klientinnen und Klienten große Probleme, einen Psychotherapeuten zu finden, manche haben bei realistischer Betrachtung in vielen Regionen kaum eine Chance auf eine psychotherapeutische Behandlung. Diese Problematik verstärkt sich bei der Behandlung von traumatisierten Klienten noch dadurch, dass nur Therapeuten mit traumaspezifischer Qualifikation mit dieser Klientengruppe arbeiten sollten. Auch hier sind sozialpsychiatrisch tätige Mitarbeiter und Mitarbeiterinnen wieder gefordert, Klienten zu Therapien zu ermutigen und sie bei der Suche nach einem Therapeuten zu unterstützen.

SICHERHEITSGEFÜHL Da traumaassoziierte Gefühle oft auftreten und sehr belastend sind, brauchen die Klientinnen und Klienten eine über die psychotherapeutische Unterstützung hinausgehende traumasensible Begleitung. Die Aufgaben sozialpsychiatrisch Tätiger sind in Bezug auf traumaassoziierte Gefühle vielgestaltig. Wenn beispielsweise für Klientinnen der Körperkontakt im Rahmen von Körperpflege sehr problematisch ist, sollte dieser möglichst vermieden werden. Auch therapeutische Maßnahmen wie Physiotherapie, Massage oder eine zahnärztliche Behandlung können Traumaerinnerungen auslösen und müssen deshalb mit größter Vorsicht gestaltet werden. Mitarbeitende sollten andere Berufsgruppen auf die Traumaproblematik hinweisen oder Klienten ermutigen, diese selbst anzusprechen. Stationäre Therapieangebote oder stationäre Wohnformen sind oft nicht traumasensibel gestaltet. In einem Wohnheim kann es aufdringliche Mitbewohner geben, doch gerade nach einer Traumatisierung ist das subjektive Sicherheitsgefühl besonders wichtig. Daher sollte herausgefunden werden, wodurch sich die Klientin sicherer und weniger bedroht fühlen würde. Die Zimmertür nicht abschließen zu können kann Panikzustände auslösen.

Generell gilt, dass für Menschen mit traumaassoziierten Gefühlen ein möglichst hoher Grad an Kontrollerleben, Transparenz und Vorhersehbarkeit wichtig ist. Mitarbeitende sollten sehr viel nachfragen und gemeinsam mit den Klienten erforschen, wodurch sie sich sicherer fühlen oder wodurch traumaassoziierte Empfindungen wieder aktiviert werden. Klienten sollten ferner gut über Traumata und deren Folgen informiert werden, damit bestimmte Verhaltens- und Erlebensweisen für die Betroffenen verständlich werden und es nicht zu sekundärer Scham und zu Selbstverurteilung kommt. Außerdem sollten sie dabei unterstützt werden, mit den Folgen der Traumatisierungen möglichst gut umzugehen, beispielsweise kann dem Klienten dabei geholfen werden, Dissoziationen frühzeitig zu erkennen und aus diesen Zuständen wieder aussteigen zu lernen. Dazu sollten sich Fachpersonen und im Idealfall natürlich ganze Teams traumaspezifisch fortbilden. Auch weiterführende Lektüre (siehe etwa für Pflegekräfte im stationären Traumabereich die Veröffentlichung von Reichel 2019) kann hilfreich sein.

Wie können Klienten beim Umgang mit ihren Gefühlen unterstützt werden?

Drei Bereiche der Unterstützung

Es lassen sich vor allem drei Möglichkeiten unterscheiden, wie wir Fachpersonen auf die Gefühle unserer Klientinnen und Klienten Einfluss nehmen und sie bei einem guten Umgang mit Gefühlen unterstützen können: durch ein gutes emotionales Klima, durch Modelllernen sowie durch explizite Zugänge zu den Gefühlen (siehe Abbildung 13)

ABBILDUNG 13

Zugang zu Gefühlen

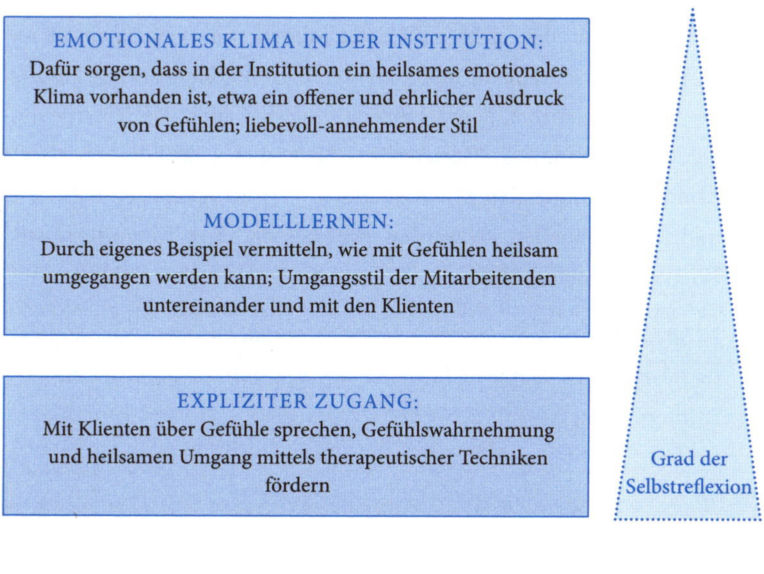

Das emotionale Klima in einer Institution hat große Auswirkungen auf die Klientinnen und Klienten. Es lässt sich daran ablesen, wie Mitarbeitende miteinander umgehen, wie der Zugang zu Vorgesetzten und Mitarbeitenden ist und wie auf einer emotionalen Beziehungsebene mit den einzelnen Klienten und mit der Klientengruppe umgegangen wird. Es steht nicht das explizite Gespräch über Gefühle im Vordergrund, sondern es wird für eine Atmosphäre gesorgt, in der alle Empfindungen Raum haben, der Klient sich liebevoll angenommen fühlt und ihm ein Erleben von Sicherheit vermittelt wird. Je akuter psychische Krisen sind, desto wichtiger ist die Atmosphäre in einer Einrichtung. Ein akut psychotischer Patient, der in Todesangst gefangen ist, braucht eine Umgebung, die ihm Sicherheit vermittelt. Auch wenn er zu einem Gespräch über seine Ängste nicht mehr in der Lage ist, so ist es vielfach doch weiterhin möglich, ihn durch die Atmosphäre in der Einrichtung und durch die Beziehungsgestaltung zu erreichen. Ebenfalls ist das emotionale Klima besonders wichtig, wenn bei Klienten kognitive Einschränkungen vorliegen, beispielsweise im Rahmen einer Intelligenzminderung oder eines demenziellen Prozesses.

In Institutionen sollte reflektiert werden, wie sich die emotionale Atmosphäre im Team und zwischen den Hierarchiestufen anfühlt. Diese dient natürlich dem Klienten, wird aber auch von Mitarbeitenden wahrgenommen. Herrscht beispielsweise eine angstorientierte Atmosphäre unter den Mitarbeitenden oder zwischen Leitungsebene und Mitarbeitenden, so werden zwangsläufig auch Klientinnen und Klienten davon berührt.

In Institutionen sollte auf eine gute Atmosphäre geachtet werden, da sie erheblich zu angenehmen Emotionen aufseiten der Klienten beiträgt.

Das Modelllernen setzt bereits einen höheren Grad an Reflexionsfähigkeit voraus. Die Fachpersonen vermitteln durch eigenes Verhalten, wie ein guter Umgangsstil mit Gefühlen aussehen kann. Sie gehen offen und annehmend mit ihren eigenen Gefühlen um, schildern eigene Gefühle und leben auch einen offenen, annehmenden und wohlwollenden Umgang mit Gefühlen innerhalb des Teams vor. Modelllernen kann besonders von Mitarbeitenden genutzt werden, die langfristig mit Klienten arbeiten, beispielsweise in Wohnheimen oder Tagesstätten. Gerade dort ergeben sich viele Alltagssituationen, auch wenn sich aufgrund der sehr verbreiteten Haltung der professionellen Distanz (»Abstinenzgebot«) viele Fachpersonen schwer damit tun, sich mit den eigenen Gefühlen zu zeigen. > Gefühle der Mitarbeitenden, Seiten 24 f., 138 ff.

Mit dem expliziten Zugang zu Gefühlen sind alle gezielten Techniken gemeint, die wir nutzen, um Klienten einen guten Umgang mit ihren Gefühlen zu vermitteln: Psychoedukation, Vermittlung von Skills oder die Förderung der Fähigkeit, Gefühle überhaupt wahrzunehmen etc. Explizite Methoden nutzen das Gespräch, die Wissensvermittlung sowie Selbstreflexion, Selbstbeobachtung und konkrete Verhaltenserprobung.

Mit welchen Zugängen am besten gearbeitet werden kann, hängt von der Introspektionsfähigkeit der Klienten, von der Art der Institution und weiteren Faktoren ab. Bei vielen Klienten mit höherer Reflexionsfähigkeit und Motivation, sich mit den eigenen Gefühlen zu beschäftigen, sind alle drei Strategien möglich. Bei Klienten mit eher geringer Reflexionsfähigkeit und geringerer Motivation spielen Modelllernen und das emotionale Klima in der Institution eine größere Rolle.

Die Methoden, mit denen wir die Klientinnen und Klienten bei einem guten Umgang mit ihren Gefühlen unterstützen, müssen an ihren Fähigkeiten und Möglichkeiten ausgerichtet sein. Es gibt jene, mit denen man nicht oder kaum mit expliziten Methoden arbeiten kann, da diese eine relativ hohe Selbstbeobachtungs- und Selbstreflexionsfähigkeit voraussetzen. Dies trifft etwa auf Klienten mit deutlichen kognitiven Defiziten zu, mit hirnorganischen Einschränkungen, demenziellen Prozessen oder auch auf zahlreiche gerontopsychiatrische Klienten, denen die Wahrnehmung innerer Empfindungen eher fremd ist. Diese Klienten können oft nicht berichten, welche Gefühle sie haben oder wie sie diese wahrnehmen. Wenn wir einen Klienten mit unseren Methoden überfordern, stärken wir ihn nicht, sondern schwächen ihn. Er wird die vorgeschlagene Technik nicht nutzen können, wird womöglich scheitern und sich eventuell selbst sogar für das Versagen verurteilen.

BEISPIEL

Einer Klientin mit einer Borderlineerkrankung und einer Intelligenzminderung werden Skills vermittelt, die sie in Hochstresssituationen nutzen soll, statt sich selbst zu verletzen und in heftige Weinkrämpfe zu verfallen. Die Klientin nutzt die vermittelten Strategien jedoch nicht (»Die bringen alle nichts«), fügt sich stattdessen weiterhin schwere Selbstverletzungen zu und verurteilt sich anschließend dafür, dass es wieder dazu gekommen ist. Bei genauerer Betrachtung zeigt sich, dass sie aufgrund kognitiver Defizite überhaupt nicht in der Lage ist, sich für die Nutzung eines Skills zu entscheiden. Als die Fachpersonen in der Tagesstätte mit der Klientin vereinbaren, dass sie sich einfach bei ihnen melden soll, wenn es ihr nicht gut geht, ändert sich die Situation: Die Klientin kommt tatsächlich zuverlässig vor kritischen Ereignissen zu ihnen und lässt sich durch Kontakt, Zuhören und Handhalten von Fachpersonen gut beruhigen, sodass sich die Selbstverletzungen und Weinkrämpfe deutlich reduzieren.

Psychoedukation über Gefühle

Psychisch erkrankte Personen über Gefühle und einen hilfreichen Umgang mit ihnen zu informieren ist ein sehr wichtiger Schritt, um emotionale Kompetenz zu fördern. In der Regel ist es auch deshalb ein erster sinnvoller Schritt, weil der eher kognitive Zugang zu Gefühlen für Klienten und vielfach auch für Helfende als unproblematisch angesehen wird. Klienten wie Helfende fühlen sich sicherer, wenn zunächst über Gefühle gesprochen wird, anstatt sich direkt mit der Wahrnehmung der Gefühlsqualitäten zu beschäftigen. Dabei darf Psychoedukation aber nicht missverstanden werden, dass es um abstraktes oder theoretisches Wissen ginge. Eine wirkungsvolle Wissensvermittlung verbindet Wissen stets mit eigenen Erfahrungen und Empfindungen, andernfalls bleibt das Wissen für das Gegenüber letztlich bedeutungslos, und es gelingt keine tiefere Verankerung.

Informationen über Gefühle und einen hilfreichen Umgang damit lassen sich im Einzelkontakt vermitteln und ganz besonders gut im Gruppensetting. Ein nicht unbedeutender Teil des DBT-Programms etwa besteht aus Psychoedukation über Gefühle. Auch im Training emotionaler Kompetenzen (BERKING 2010) und in anderen Gruppenprogrammen kommt der Psychoedukation eine hohe Bedeutung zu. > Gruppenangebote, Seiten 108 f.

Im Einzelsetting gelingt Psychoedukation nach meiner Erfahrung dann besser, wenn auf zu viel Struktur verzichtet wird. Es geht eher darum, mit dem Klienten in ein Gespräch über Gefühle zu finden und im Rahmen dieses Gesprächs Wissen über Gefühle und den Umgang mit ihnen zu vermitteln. Wissensvermittlung und Selbstreflexion verbinden sich dann miteinander.

Im Einzelsetting wie im Gruppensetting sollte zunächst reflektiert werden, welche Informationen für den Klienten hilfreich sein könnten. Die Themen und Inhalte werden dann an die jeweilige Klientengruppe oder den einzelnen Klienten angepasst. Hilfreich kann es sein, wenn auch im Rahmen der Psychoedukation der Helfende seine eigenen Erfahrungen einbringt, also beispielsweise schildert, wie er selbst mit problematischen Gefühlen umgeht oder welche biografischen Erfahrungen er bisher mit Gefühlen gemacht hat. So wird Selbstöffnung erleichtert und die Selbstreflexion des Gegenübers wird angeregt.

Inhalte der Wissensvermittlung können Themen der einzelnen Abschnitte dieses Buches oder anderer Veröffentlichungen sein. Im Idealfall gelingt es, den Klienten auch außerhalb des direkten Kontakts für das Thema zu begeistern, etwa indem er zwischen vereinbarten Terminen zu diesem Thema etwas liest (zu Klientenratgebern siehe Knuf 2013; Eifert u. a. 2009; Forsyth u. a. 2010). Besonders geeignet sind auch Internetmedien. So könnte der Klient motiviert werden, bestimmte Filme zum Thema zu schauen, die auf Youtube und anderen Plattformen inzwischen zahlreich angeboten werden.

Ein psychoedukatives Gespräch kann beispielsweise bei den möglichen Fehlüberzeugungen ansetzen, die Klienten über Gefühle haben. Es gibt sehr viele Missverständnisse und viel Unwissen in Bezug auf Gefühle und diese Falschinformationen tragen oft zu einem ungünstigen Umgang mit ihnen bei. Unsere Überzeugungen über unsere Gefühle werden teilweise als »Metaemotionen« bezeichnet. Sie entscheiden maßgeblich darüber, wie wir mit Gefühlen umgehen. Wer die Überzeugung hat, unangenehme Gefühle seien ein Zeichen für psychische Instabilität, der wird möglicherweise versuchen, entsprechende Gefühle wegzudrängen mit der Folge, dass diese sogar noch stärker werden.

Claas-Hinrich Lammers (2011) hat verbreitete Fehlüberzeugungen zusammengefasst:

- Emotionen sind eigentlich überflüssig. Gegenargument: Ohne Emotionen können wir nicht überleben.

- Entweder hat man sehr starke Emotionen oder gar keine. Gegenargument: Die meisten Emotionen sind von mittlerer oder geringer Intensität; man kann lernen, diese Emotionen wahrzunehmen.
- Das Vermeiden bzw. Unterdrücken von Emotionen ist hilfreich. Gegenargument: Vermeidungsstrategien bewirken eine anhaltende Aktivierung der Emotion und reduzieren das Erleben von positiven Emotionen.
- Man sollte Emotionen besser nicht zeigen. Gegenargument: Emotionen sind ein wichtiges Kommunikationsmittel, wenn sie angemessen in Ausdruck und Verhalten sichtbar werden.
- Was man fühlt, ist immer angemessen. Gegenargument: Es gibt maladaptive Emotionen, die in der Vergangenheit einmal adaptiv waren, in der Gegenwart es aber nicht mehr sind.
- Intensive Emotionen halten unverändert an, wenn sie einmal aktiviert wurden. Gegenargument: Auch starke Emotionen sind von kurzer Dauer.
- Man muss unangenehme Emotionen immer bekämpfen. Gegenargument: Häufig schafft das Bekämpfen von adaptiven, aber unangenehmen Emotionen neue, größere Probleme.
- Ärger und Wut muss man rauslassen bzw. ausleben, dann wird man diese Emotionen los. Gegenargument: Diese Auffassung ist nachweislich falsch, da hierdurch diese Emotionen eher zunehmen.

Die Wissensvermittlung soll aber nicht nur Missverständnisse beseitigen, sondern auch Ängste in Bezug auf Emotionen abbauen helfen. Viele Klienten haben Angst vor ihren Gefühlen. Dies ist besonders dann der Fall, wenn jemand bereits die Erfahrung gemacht hat, von Gefühlen hilflos überflutet zu werden, oder fürchtet, die Fähigkeit zur Selbststeuerung zu verlieren. Es tauchen dann Befürchtungen auf wie »Ich werde das nicht aushalten« oder »Wenn ich die Gefühle zulasse, werde ich noch verrückt«. Wissen vermittelt Kontrollempfinden, da die Dynamik von Gefühlen besser verstanden wird und Befürchtungen als unrichtig erkannt werden können. Kontrollempfinden reduziert eine emotionsphobische Haltung und führt zu erhöhter Emotionstoleranz.

Den Zugang zu Gefühlen erleichtern

Es gibt mehrere Möglichkeiten, die Klienten dabei zu unterstützen, einen besseren Zugang zu den eigenen Gefühlen zu finden. Besonders wichtig ist natürlich ein auf die Gefühle bezogenes Gespräch und eine entsprechende Gesprächsführung. Doch wie lässt sich ein Gespräch gestalten, damit den Gefühlen genügend Raum gegeben wird?

GESPRÄCHSFÜHRUNG Viele Klienten meiden den Gefühlsausdruck in Gesprächen. Manche würden lieber »philosophische« Gespräche mit den Fachpersonen führen. Manchmal werden sogar Bezugspersonen oder Psychotherapeuten danach ausgesucht, ob der Betroffene sich relativ sicher fühlt, dass in den Gesprächen keine zu emotionalen Themen angesprochen werden. Leider setzt sich dann nur die sowieso schon praktizierte Emotionssuppression im therapeutischen Kontext fort, sodass Entwicklungsmöglichkeiten verpasst werden.

Doch auch wir Mitarbeitenden wenden verschiedenste Strategien an, um uns vor den Gefühlen unserer Klienten zu schützen. Der erste Schritt hin zu einer Gesprächsführung, die den Gefühlen unserer Klienten genügend Raum gibt, ist es daher, zu reflektieren, ob und wie wir den Gefühlen unserer Klienten aus dem Weg gehen. Typische Strategien sind unter anderem (angelehnt an WENDISCH 2015):

Das Gespräch sachlich halten: Mit dem Klienten sehr »verkopft« und abstrakt über Themen sprechen.

Kontrolle behalten: Möglichst konkrete und »kontrollierbare«

Aufträge vom Klienten suchen und sich mit ihnen ausgiebig beschäftigen. Wenn dazugehörige Gefühle sichtbar werden, diese übergehen und sich auf die Handlungsebene »retten«.

Vorschnelle Lösungsorientierung: Unter dem Deckmantel des lösungsorientierten Ansatzes werden unangenehme Gefühle quasi »übersprungen«. Anstatt sich zunächst mit den Gefühlen zu beschäftigen, die mit der gegenwärtigen Situation oder dem Thema verbunden sind, wird sofort nach einer Lösung gesucht.

Die Ressourcen fokussieren und die Defizite ignorieren: Statt sich mit den Schwierigkeiten und heiklen Themen des Klienten zu beschäftigen, werden ständig die Stärken, Fähigkeiten und Ressourcen des Klienten betont. So schützt sich der Helfende vor der Konfrontation mit heiklen Gefühlen des Klienten.

Übervorsichtig sein: Helfende vermeiden alle Themen, die mit unangenehmen Gefühlen verbunden sein könnten, und übernehmen damit die Vermeidungshaltung des Klienten.

? Welche dieser Strategien habe ich bei mir selbst schon beobachtet oder wende ich häufiger an ?

Ein hilfreicher Ansatz für eine emotionsbezogene Gesprächsführung ist das Konzept des Folgens und Führens, das der emotionsfokussierten Psychotherapie nach Leslie S. Greenberg entstammt (Auszra u. a. 2017). Dieser Ansatz soll sicherstellen, dass die Gefühle im Gespräch genügend Raum bekommen und dass vor allem die hilfreichen innerpsychischen Verarbeitungsstrategien genutzt werden, während die ungünstigen Strategien möglichst wenig praktiziert werden. »Folgen« bedeutet: Die Klienten geben Richtung und Gesprächsverlauf vor, und zwar solange die emotionale Verarbeitung dadurch angeregt wird, die helfende Person folgt also den Klienten. Diese Phase können wir daran erkennen, dass die Klientin:

- mit ihren eigenen Empfindungen und Gefühlen verbunden ist,
- psychisches Erleben erkundet, erforscht,
- nach einer Lösung für ein Problem sucht, eine neue Verhaltensweise findet,
- wach und aufmerksam im gegenwärtigen Moment ist.

In der Phase des Folgens werden die Klienten ermutigt, das Thema weiter zu ergründen, die Fachperson hört aktiv zu. Sie wiederholt Gehörtes, greift relativ wenig ein, kann auch schweigen oder mit den Klienten bei einem Gefühl verweilen. Beide folgen dem Fluss des inneren Prozesses. Die Fachperson geht zum Führen über, wenn die Klientin:

- sich in Denkschleifen verfängt,
- »Schallplatten« aufgelegt werden, also bestimmte Inhalte repetitiv wiederholt werden,
- sie mit ihrem emotionalen Erleben gar nicht verbunden ist,
- sie sich längere Zeit nur mit Vergangenheit und Zukunft beschäftigt und es keinen Bezug zu gegenwärtigen Empfindungen gibt,
- in Anklagen gegen sich selbst und nach außen gefangen ist,
- schädigende Handlungsimpulse entwickelt.

Führen bedeutet also, die Klienten dabei zu unterstützen, die eigenen Gefühle besser wahrzunehmen. Dies ist oft am Anfang des Kontakts notwendig, wenn sich der Klient beispielsweise in die Schilderung von Alltagsbegebenheiten verstrickt und die eigenen damit verbundenen Empfindungen gar nicht wahrnimmt. Aber auch während des Gesprächs ist dies oft notwendig. Der Helfende würde zum Beispiel nachfragen, welches Gefühl mit einer bestimmten Schilderung einhergeht. Klienten können eingeladen werden, einen Moment in Ruhe zu verweilen, um das Gefühl wahrnehmen zu können und zu ergründen. Das Führen ist natürlich besonders wichtig, wenn der

Klient eigentlich von einem starken Gefühl berührt ist, etwa wenn er traurig wird oder die Augen feucht werden und er dieses Gefühl beiseitedrückt, indem er weiterredet. Hier besteht das Führen in einem engagierten und direktiven Auffordern zum Innehalten.

Führen und Folgen gelingen nur, wenn die Fachperson sehr vertraut ist mit den hilfreichen und weniger hilfreichen Verhaltensweisen zur Verarbeitung von Gefühlen und wenn sie sensibel wahrnimmt, wann der Klient mit seinen emotionalen Empfindungen verbunden ist und wann nicht.

KÖRPERERLEBEN Eine weitere Möglichkeit, um Gefühle besser wahrzunehmen, besteht darin, den Klienten zu einer besseren Körperwahrnehmung zu verhelfen. Gefühle werden besonders auf der körperlichen Ebene wahrgenommen, daher erleichtert eine verbesserte Wahrnehmung der Körperregungen auch eine verbesserte Wahrnehmung der Gefühle. Viele psychiatrische Klienten haben einen schlechten Zugang zu ihrem Körper. Manchmal war das schon vor der Erkrankung so, es kann sich aber durch die Erkrankung noch verstärken und oftmals fühlen sich die Betroffenen auch durch die Medikamente von der Wahrnehmung ihres Körpers und ihrer Empfindungen abgeschnitten.

Der Körper gibt uns wichtige Informationen über die emotionale Verfassung eines Menschen. Ein sehr angespannter Körper geht oft mit Emotionsunterdrückung einher. Besonders ein angespannter oder »arbeitender« Unterkiefer verweist vielfach auf starke Emotionskontrolle. Feuchte Augen, ein abgewandter Blick oder Schlucken zeigen meistens an, dass starke Gefühle aufkommen, und geben auch Hinweise darauf, wie jemand versucht, diese Gefühle zu kontrollieren. > Körpererleben, Seite 151

Um Menschen den Zugang zu einem aktuell aufkommenden Gefühl zu erleichtern, können vorsichtige und erlaubte Berührungen genutzt werden, sodass sich die Gefühlswahrnehmung verstärkt. So kann ein Klient, der keinen Zugang zu seinem Schmerz und seinen Tränen findet, gestärkt werden durch eine leichte Berührung an der Schulter, durch ein Halten der Hände oder, falls es stimmig erscheint, durch eine Umarmung – natürlich darf dies nur mit Einverständnis der Klienten geschehen und setzt eine hohe Sensibilität auf professioneller Seite voraus sowie eine tragfähige therapeutische Beziehung.

Je besser die Wahrnehmung des Körpers ist, desto leichter ist oft auch die Wahrnehmung der eigenen Gefühle. Daher können für die Arbeit mit Klienten, die einen sehr schlechten Zugang zu ihren Gefühlen haben, verschiedenste Übungen zur Körperwahrnehmung empfohlen werden. Dies kann zunächst einmal schlicht Bewegung und körperliche Aktivität sein. Besondere Bedeutung kommen auch Achtsamkeitsübungen zu, da gerade durch das achtsame Wahrnehmen von Empfindungen das Spüren feiner Gefühlsqualitäten erleichtert wird (Knuf & Hammer 2013; Irons 2019). Auch Entspannung und Massage können sehr wirkungsvoll sein, denn je weicher der Körper wird, desto leichter wird die Gefühlswahrnehmung.

Ungünstige Emotionsregulationsstrategien beenden

Viele Klientinnen und Klienten gehen mit ihren Gefühlen auf eine Art und Weise um, die ihnen längerfristig schadet. Dies kann negative Folgen für den Betroffenen selbst, aber auch für sein soziales Umfeld haben, etwa Kindern gegenüber. Außerdem kann es dazu führen, dass sich die psychische Symptomatik verstärkt bzw. aufrechterhalten wird. Da die emotionalen Zustände psychiatrischer Klienten oft hochgradig aversiv sind, werden auch Strategien eingesetzt, die häufig einen selbst- und/oder fremdschädigenden Anteil haben.

BEISPIEL

Eine Klientin flüchtet immer wieder ins Bett, wenn sie mit sozialen Situationen konfrontiert wird oder von außen etwas von ihr verlangt wird. Dadurch nimmt zwar kurzfristig die Angst etwas ab, weil sie sich im Bett weniger bedroht fühlt, letztlich wird die Angst aber sogar noch stärker. Außerdem fühlt sie sich zunehmend unfähig, weil sie jeden Rückzug ins Bett als Misserfolg und Versagen interpretiert.

Ungünstige Strategien zum Umgang mit Gefühlen bewirken dreierlei:

1. Die Gefühlsintensität nimmt vorübergehend ab. Dadurch ist es hochgradig attraktiv, diese Strategien zu praktizieren. Beispiel: Viel arbeiten bei Trauer. Während der Arbeit ist der Schmerz über den Verlust kaum wahrnehmbar.
2. Längerfristig kann das Gefühl aber nicht »durchfühlt« und verarbeitet werden. Das Gefühl bleibt daher verdeckt bestehen oder die Energie des Gefühls manifestiert sich auf andere Weise (Schmerzen, psychosomatische Erkrankungen u. Ä.).
3. Die ungünstige Strategie zum Umgang mit Gefühlen hat meistens längerfristig zusätzliche negative Folgen. Beispiel: Suchterkrankung als Folge des Versuchs, durch Alkohol das Gefühl der Einsamkeit zu bewältigen.

Es gibt viele ungünstige Regulationsstrategien. Manche davon sind ganz offensichtlich längerfristig schädlich (etwa Alkohol einzusetzen, um Traurigkeit oder Einsamkeit nicht fühlen zu müssen), andere werden zunächst oft gar nicht als schädlich erkannt und manchmal sogar von professioneller Seite noch begleitet oder gefördert, da sie zunächst sinnvoll erscheinen (etwa Sport, um schmerzhaftem Empfinden zu entgehen, oder sich für andere engagieren, um sich so vor den eigenen Empfindungen zu schützen).

ABBILDUNG 14

Ungünstige Strategien im Umgang mit Gefühlen

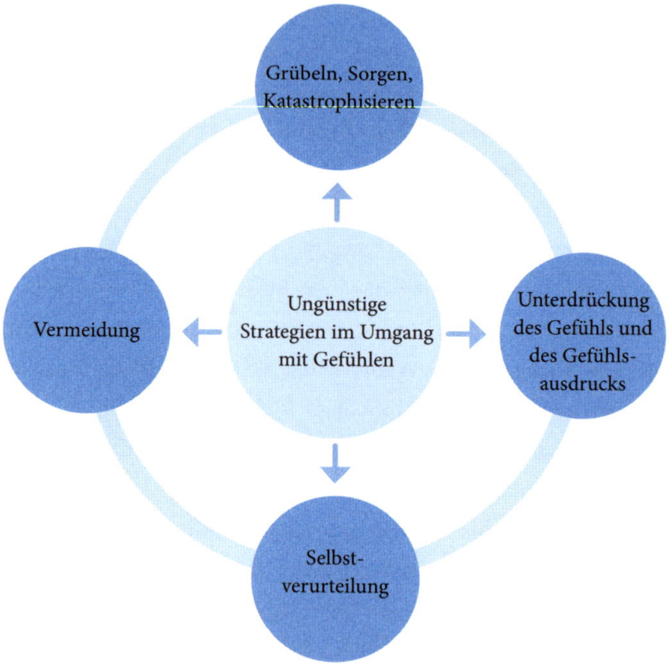

GRÜBELN Grübeln bedeutet, immer wieder über das immer Gleiche nachzudenken. Der Fachbegriff Rumination wird im englischen und deutschen Sprachraum für das repetitive Nachdenken benutzt und ebenso für das Wiederkäuen der Kühe. Im Unterschied zu einem sinnvollen Reflexionsprozess verharrt das Grübeln in den immer gleichen Denkschleifen, ohne dass es zu einer Lösung oder wenigstens teilweisen Problemlösung kommen würde. Während sich Grübeln vor allem mit vergangenen oder gegenwärtigen Ereignissen beschäftigt, sind

Sorgen auf die Zukunft gerichtet. Es handelt sich aber ebenfalls um ein wiederholtes Nachdenken, in diesem Fall über zukünftige Ereignisse. »Katastrophisieren« meint, sich ungünstige Zukunftsentwicklungen vorzustellen und sich gedanklich vorrangig mit ihnen zu beschäftigen.

Viele psychiatrische Klienten grübeln und katastrophisieren sehr viel. Manchmal bestimmen solche Gedanken über Jahre oder sogar Jahrzehnte hinweg ganze Biografien. Es gibt Klienten, die tagelang in Grübelgedanken gefangen sind. Grübelneigung, Sich-Sorgen und die damit verbundenen Überzeugungen, durch das Nachdenken eine Lösung finden zu können, werden auch als CAS bezeichnet, als »Cognitive-Attentional-Syndrom«. Dieses CAS hat zahlreiche negative Folgen. Schon länger ist bekannt, dass Grübeln Depressionen begünstigt und sich ungünstig auf den Verlauf und die Schwere von Depressionen auswirkt. Es spricht einiges dafür, dass sich die Grübelneigung auch auf andere psychische Erkrankungen wie Angststörungen oder Posttraumatische Belastungsstörungen negativ auswirkt.

In therapeutischen Gesprächen spielen Grübelgedanken eine große Rolle. Vielfach »erdulden« Fachpersonen diese Grübelspiralen ihrer Klienten. Sie werden »laufen gelassen«, weil es oft schwierig ist, Klienten davon abzubringen. Teilweise ist auch Fachpersonen nicht klar, dass es sich beim Grübeln und Sorgen um ungünstige Bewältigungsstrategien handelt. Aufgrund der zahlreichen negativen Folgen sollten sie das Grübeln der Klienten deshalb nicht einfach hinnehmen. Den Klienten sollte vermittelt werden, wie schädlich dauerhaftes Grübeln sein kann und dass es lohnenswert ist, das Grübeln zu reduzieren. Sie sollten Strategien kennen, die ihnen helfen, Grübeln zu reduzieren (Knuf 2013; Teismann 2014). Dazu gehört zunächst einmal, das Grübeln überhaupt als solches zu erkennen und alternative Verhaltensweisen zu planen, etwa Aktivitäten, die den Grübelfluss unterbrechen können.

EMOTIONSUNTERDRÜCKUNG Sehr verbreitet ist die Bewältigungsstrategie der Emotionsunterdrückung. Es wird versucht, das Gefühl oder den Ausdruck des Gefühls nicht wahrzunehmen. Da die meisten Menschen eher emotionsunterdrückend erzogen wurden, ist dieser Verhaltensstil oft tief verankert und zeigt sich in intensiver Ablenkung, körperlicher Anspannung oder einer Verflachung des Atems. Viele dieser Techniken, vor allem auf der körperlichen Ebene, werden unbewusst angewandt, manche wie die Ablenkung werden aber auch gezielt genutzt, weil der Betroffene hofft, dadurch sein Gefühl überwinden zu können. Untersuchungen zeigen jedoch, dass Gefühle durch Gefühlsunterdrückung aufrechterhalten und sogar langfristig noch verstärkt werden können. Tendenziell neigen Männer wohl eher zur Gefühlsunterdrückung als Frauen, außerdem ist in nicht westlichen Kulturen die Emotionsunterdrückung teilweise noch verbreiteter als im westlichen Raum. > Gefühlsunterdrückung, Seiten 16 f., 19 f., 50 ff., 109, 150

Im Rahmen von Psychoedukation sollte Klienten vermittelt werden, dass ihre für sinnvoll gehaltene Strategie letztlich die Problematik aufrechterhält oder sogar noch verstärkt. Emotionsunterdrückung findet oft auch statt, weil Klienten keine anderen Strategien zur Verfügung haben.

VERMEIDUNG Ein großes Problem in der Arbeit mit psychiatrischen Klientinnen und Klienten ist ein ausgeprägtes Vermeidungsverhalten. Situationen oder Handlungen, die unangenehme Gefühle freisetzen könnten, wird systematisch ausgewichen. Am häufigsten kommt es zu sozialem Rückzug: Aus Angst vor den anderen, vor Beschämung oder Versagen gehen Betroffene sozialen Situationen aus dem Weg.

BEISPIEL

Ein 38-jähriger Psychoseklient ist nach dem Tod seines Vaters wieder bei seiner Mutter eingezogen. Da er neben der psychotischen Symptomatik auch eine soziale Phobie hat, fällt es ihm schwer, aus dem Haus zu gehen. Er bewegt seine Mutter dazu, sämtliche Verpflichtungen außerhalb der Wohnung für ihn zu übernehmen. So übernimmt sie die Einkäufe für ihn. Da er auch größere Mengen Alkohol konsumiert, bringt sie ihm auch den Wein mit nach Hause.

Was wie die Vermeidung bestimmter Situationen erscheint, entpuppt sich bei genauerer Betrachtung als Vermeidung bestimmter Gefühle, denn nur vordergründig wird eine äußere Situation vermieden, in Wirklichkeit ist es die innere Empfindung, mit der jemand nicht klarkommt. Eine wirkungsvolle Strategie, um Klienten zu helfen, ihr Vermeidungsverhalten zu überwinden, besteht daher darin, sich genau mit diesen Gefühlen zu beschäftigen. Erst wenn es gelingt, für diese Gefühle eine höhere Toleranz zu entwickeln, kann der Klient sich auch der äußeren Situation stellen.

SELBSTVERURTEILUNG Viele Klientinnen und Klienten verurteilen sich für ihre Gefühle oder schämen sich für sie. Sie finden, dass ihre Gefühle anders sein sollten, als sie sind, oder glauben, etwas falsch gemacht zu haben, wenn sie unangenehme Gefühle haben. Eine Klientin sagte mir einmal: »Wenn man negative Gefühle hat, dann stimmt mit einem doch was nicht.« Eine fehlende wohlwollende Haltung sich selbst gegenüber führt dazu, dass Gefühle weggedrückt oder verheimlicht werden. Da Scham eine sehr lähmende Emotion ist, reduziert sich durch die Verurteilung aber die Wahrscheinlichkeit, dass es dem Betroffenen gelingt, sein Verhalten zu ändern. Untersuchungen bei Menschen mit Übergewicht, Bewegungsmangel und bei Rauchern zeigen beispielsweise, dass sie ihr Ziel, sich etwa gesünder zu ernähren oder sich mehr zu bewegen, deutlich eher erreichen, wenn sie sich nicht für ihr Verhalten verurteilen.

Wie die anderen ungünstigen Strategien zum Umgang mit Gefühlen verstärkt auch die Selbstverurteilung letztlich das unangenehme

Gefühl. Der Betroffene hat neben dem ursprünglichen Gefühl zusätzlich weitere unangenehme Gefühle, die Folge der Selbstverurteilung sind. Dadurch wird das Gefühl noch mehr vermieden, da der Betroffene nicht nur mit dem ursprünglichen Gefühl, sondern auch noch mit seiner unangenehmen emotionalen Reaktion darauf konfrontiert ist.

Wenn man in leidvollen Gefühlen gefangen ist, erscheint es manchmal unvorstellbar, dass man sich nicht für das Gefühl schämen muss oder einen freundlichen inneren Dialog mit sich führen könnte. Um Klienten zu helfen, freundlicher mit sich und ihren Gefühlen umzugehen, bedarf es in der Regel einer klaren Positionierung und eines Inputs von professioneller Seite. Die Fachperson sollte die Gefühle des Klienten »normalisieren«, also als natürliche Empfindungen interpretieren, die zum Menschsein dazugehören (»Es ist völlig normal, solche Gefühle zu haben«, »Diese Gefühle kennen andere Menschen auch«, »Es ist kein Zeichen von Krankheit, solche Gefühle zu haben«). Sie kann Beispiele von einem freundlichen inneren Dialog mit sich selbst berichten oder Formulierungsvorschläge für einen freundlichen Selbstdialog machen (»Das Gefühl darf da sein«, »Mit mir ist nichts verkehrt, wenn ich dieses Gefühl habe«, »Das Gefühl will mir helfen, es ist nicht schlecht«). Wichtig ist, dass traumaassoziierte und primäre maladaptive Gefühle nicht als wahr und stimmig interpretiert werden. Die Gefühle sind zwar gegenwärtig vorhanden, sie sind in der gegenwärtigen Situation allerdings nicht stimmig. Dies sollte erkannt und benannt werden (»Dieses Gefühl stammt von früher«, »Dieses Gefühl ist Folge meiner Traumaerfahrung, es zeigt mir nicht, was wirklich ist«).

So ungünstig manche Regulationsstrategien sein mögen, sie dienen zunächst einmal dazu, als unerträglich erlebte Gefühle nicht so stark fühlen zu müssen. Wird die Strategie beendet, zeigt sich meistens wieder das ungewünschte Gefühl. Daher können ungünstige Strategien natürlich nicht einfach aufgegeben werden. Erst durch einen intensiveren Auseinandersetzungsprozess und durch die Vermittlung anderer, ebenfalls wirkungsvoller Strategien lässt sich schließlich die innere Bereitschaft kultivieren, sich mutiger für die eigenen Gefühle zu öffnen.

Auch wenn solche Strategien nicht wünschenswert sind, so gibt es durchaus auch Situationen, in denen sie entweder akzeptiert werden sollten oder der hilfreiche Anteil dieser Strategie erkannt werden sollte. So sind wir auch mit Klienten konfrontiert, die aufgrund fehlender Motivation, fehlender innerer Flexibilität oder Ähnlichem keine anderen Strategien erwerben werden. Manchmal können ihre Strategien auch noch schlimmere negative Folgen verhindern, beispielsweise einen Suizidversuch aufgrund überflutender Gefühle.

Nach meiner Erfahrung wird in der therapeutischen Arbeit der Auseinandersetzung mit solchen ungünstigen Strategien zu wenig Raum gegeben. Geleitet vom eigentlich sinnvollen Gedanken, positiv an die Sache herangehen zu wollen und dem Klienten bessere Strategien zu vermitteln, wird sehr auf die hilfreichen Strategien zum Umgang mit Gefühlen fokussiert. Da die alten Strategien aber hochgradig automatisiert und unbewusst sind, wird gerade in emotional herausfordernden Situationen wieder auf diese altvertrauten Muster zurückgegriffen. Daher ist es lohnenswert, die ungünstigen Strategien zum Umgang mit Gefühlen genau zu erkunden. Die Fachperson muss dazu sehr differenziert erfragen, wie der Betroffene auf emotionale Situationen reagiert, sich die zeitliche Abfolge genau schildern lassen und mit dem Klienten erarbeiten, durch welche Reaktion die vorübergehende emotionale Entlastung genau eintritt. Auch bei Klienten mit hoher Selbstreflexionsfähigkeit darf nicht davon ausgegangen werden, dass ihnen diese ungünstigen Strategien bewusst sind.

Das Erarbeiten günstiger Strategien im Umgang mit Gefühlen und das Reflektieren ungünstiger Strategien müssen Hand in Hand gehen. Bevor ungünstige Bewältigungsstrategien aufgegeben werden können, müssen angemessenere Strategien entwickelt werden. Wenn ungünstige Strategien nicht reflektiert werden, setzen sie sich in Krisensituationen wieder durch.

Externe Emotionsregulation

Ein Spezialfall ungünstiger Emotionsregulation ist die sogenannte externe oder extrinsische Emotionsregulation. Damit ist gemeint, dass auf das Verhalten anderer Menschen Einfluss genommen wird, um darüber die eigenen Gefühle zu regulieren. Diese Form der Regulation von Gefühlen ist in vielen Fällen sehr sinnvoll, etwa wenn wir einen Freund bitten, uns in einer schwierigen Situation zu unterstützen. Einige psychiatrische Klienten versuchen jedoch fast ausschließlich, ihre Emotionen über andere Menschen zu regulieren.

Wird nur oder fast nur versucht, über äußere Faktoren die eigenen Gefühle zu regulieren, so kann das verschiedene negative Folgen haben. Der Betroffene erlernt keine eigenen Handlungsstrategien und bleibt damit hochgradig von anderen Menschen abhängig. Sind die Bezugspersonen nicht verfügbar, so ist die Gefahr groß, doch von Gefühlen überflutet zu werden, wodurch sie beängstigend bleiben und tatsächlich auch hilflos machen. Soziale Beziehungen werden dann sehr einseitig, da es im zwischenmenschlichen Kontakt gar nicht in erster Linie um ein wechselseitiges Geben und Nehmen und um ein freundschaftliches Verhältnis geht, sondern um ein Benutzen des sozialen Kontakts zur eigenen Emotionsregulation.

BEISPIEL

Ein Besucher einer Tagesstätte ist auf seine Eltern wütend, die ihm signalisiert haben, dass er nicht länger bei ihnen wohnen kann. Wochenlang kennt er nur dieses Thema. Ungefragt spricht er mit allen anderen Besuchern der Tagesstätte über seine vermeintlich lieblosen Eltern. Jeden Morgen, wenn er die Tagesstätte besucht, möchte er sich mit einer Mitarbeiterin darüber austauschen. Die Gespräche bestehen aus vielen Vorwürfen gegen seine Eltern, entlasten ihn kurzfristig, langfristig jedoch stellt sich bei ihm keine Veränderung ein.

Für Mitarbeitende, aber auch für Mitklienten ist diese extrinsische Emotionsregulation oft sehr herausfordernd. Da diese Unterstützung sehr zeitintensiv ist und sich meistens keine tiefgreifende Veränderung einstellt, sind Mitarbeitende irgendwann genervt. Außerdem geraten sie nicht selten in ein ethisches Dilemma, etwa wenn sich Mitklienten lange und anklagende Ausführungen anhören müssen. Hier sind wir Fachpersonen vielfach gefordert, dies tatsächlich zu unterbinden. Wir können dabei nicht nur die anderen Klienten ermuntern, sich besser abzugrenzen, sondern wir haben auch eine Verantwortung, schwächere Klienten, die sich nicht hinreichend abgrenzen können, zu schützen.

Nur wenn nach umfangreicher Reflexion der Fachpersonen – auch in Teambesprechungen und ggf. in der Supervision – davon ausgegangen werden muss, dass der Klient zur inneren Emotionsregulation nicht in der Lage ist, sollte dauerhaft eine externe Emotionsregulation akzeptiert werden. Ansonsten sollten Fachpersonen dem Klienten helfen, andere Regulationsstrategien zu finden. Das ist oftmals nicht einfach, denn die Klienten erleben die externe Emotionsregulation kurzfristig als sehr entlastend und können verärgert reagieren, wenn vonseiten der Mitarbeitenden dem nicht mehr nachgekommen wird.

Trotzdem sollten wir nicht den vermeintlich leichteren Weg der fortgesetzten externen Emotionsregulation wählen. Wenn ein Klient in der Lage wäre, andere Strategien zu erwerben, schaden wir ihm, wenn wir ihn rasch beruhigen oder anders emotional entlasten. Auf keinen Fall darf es längerfristig toleriert werden, dass Mitklienten von anderen Klienten zur eigenen Emotionsregulation benutzt werden.

BEISPIEL

Herr Meyer lebt in einem Wohnheim und leidet unter starken Zwangsbefürchtungen, er glaubt, dass ein Flugzeug auf das Wohnheim stürzen und er dabei zu Tode kommen könnte. Er spricht alle Mitarbeitenden regelmäßig darauf an, ob es bald zu einem Flugzeugabsturz kommen werde. Wenn dies von außen verneint wird, ist Herr Meyer für zehn Minuten beruhigt und sucht sich danach eine andere Person, die er fragen kann. Das Team ist wegen der ständigen Nachfragen genervt. Die Mitarbeitenden gehen Herrn Meyer inzwischen schon aus dem Weg, weil sie befürchten, wieder auf Flugzeuge angesprochen zu werden. Schließlich entscheidet das Team in einer Supervision, einerseits Dinge zu tun, die Herrn Meyer generell beruhigen (regelmäßige Spaziergänge mit Mitarbeitenden, Montage eines Sichtschutzes in seinem Zimmer). Gleichzeitig wird vereinbart, auf das ständige zwanghafte Nachfragen nicht mehr einzugehen. Daraufhin spricht Herr Meyer zunächst Mitbewohner an und fragt diese nach abstürzenden Flugzeugen. Nach etwa zwei Wochen werden die Nachfragen seltener. Da das Team nun weniger genervt ist, kann es von sich aus wieder mehr Kontakt zum Klienten aufnehmen, was diesen weiter entspannt.

Wirkungsvolle Emotionsregulationsstrategien

Jeder Mensch braucht Strategien, um auf seine Gefühle Einfluss nehmen zu können. Emotionsregulationsstrategien gehören mit zu den wichtigsten Fähigkeiten im Umgang mit Gefühlen. Wenn Gefühle plötzlich auftauchen und wir keine Strategien haben, um sie zu beeinflussen, erzeugt das zwangsläufig inneren Stress. Es kommt zu Ohnmachtserleben, Gefühle werden als extrem stark wahrgenommen und es entwickelt sich eine Angst vor den eigenen Gefühlsaufwallungen. Wichtig sind allerdings Strategien, die tatsächlich geeignet sind, auf die eigenen Gefühle regulierend Einfluss zu nehmen. > Emotionskompetenz, Seite 21

Es lassen sich zwei Gruppen von Emotionsregulationsstrategien unterscheiden:

- das Gefühl gar nicht erst entstehen zu lassen (antizipatorisch),
- vorhandene bzw. aufkommende Gefühle zu regulieren (reaktiv).

Die erste Gruppe von Strategien nimmt bereits auf die Entstehung eines Gefühls Einfluss. Das Gefühl wird bewusst oder unbewusst vorweggenommen. Wer sich für seine psychische Erkrankung schämt, wird möglicherweise soziale Begegnungen vermeiden, da Schamgefühle durch den Kontakt mit anderen Menschen ausgelöst werden könnten. Wem Einsamkeit und Verlassenheit unerträglich erscheinen, wird womöglich ständig soziale Kontakte suchen, um sich nicht einsam fühlen zu müssen. Die reaktiven Strategien nehmen auf das schon vorhandene Gefühl Einfluss, beispielsweise wird eine Situation anders bewertet (»So schlimm ist das auch wieder nicht«), wodurch sich die emotionale Reaktion verändert.

ABBILDUNG 15
Wirkungsvolle Strategien, um Gefühle zu regulieren

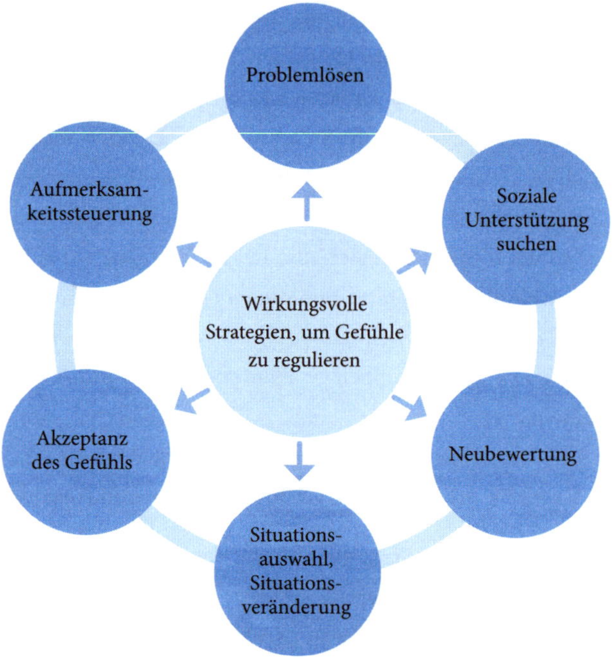

Die wichtigsten Strategien sind folgende:

Problemlösen: Alle Strategien, um eine Schwierigkeit, die das Gefühl ausgelöst hat, zu verändern, sodass sich das Problem löst oder weniger wird.

BEISPIEL: Angst vor einem Kollegen, von dem man viel kritisiert wird. Eine Gegenstrategie wäre, mit dem Kollegen darüber zu sprechen, damit er sich anders verhält.

Soziale Unterstützung suchen: Mit anderen über die schwierigen Gefühle zu sprechen oder sie um Hilfe bei der Veränderung der Situation zu bitten.

BEISPIEL: Mit Freunden über die Trauer nach dem Tod eines Elternteils sprechen. Jemanden fragen, ob er mit zum Friedhof kommt.

Neubewertung: Die Situation gedanklich so zu verändern, dass sie weniger belastend ist und weniger unangenehme Gefühle auslöst.

BEISPIEL: Eine Betroffene mit einer Krebserkrankung gibt sich die Schuld an der Erkrankung und glaubt zunächst, dass die Erkrankung Folge von negativen Gedanken ist. Später gelingt es ihr, zu erkennen, dass ihre Krebserkrankung Schicksal ist und es jeden treffen kann.

Situationsauswahl und -veränderung: Die Situation wird so beeinflusst, dass sie weniger belastende Gefühle auslöst.

BEISPIEL: Eine Klientin mit einer depressiven Störung entscheidet sich, ihre Eltern nur noch ohne Übernachtung zu besuchen, um Konflikte und Enttäuschungen zu reduzieren.

Akzeptanz des Gefühls: Das Gefühl wird angenommen und gefühlt, so wie es ist.

BEISPIEL: Ein Klient ist traurig darüber, dass einer seiner wenigen Freunde den Kontakt zu ihm abgebrochen hat. Er schildert dies seiner Bezugsperson und ist bereit, den Schmerz über das Ende der Freundschaft zu fühlen. Dabei macht er weder sich noch seinem Freund Vorwürfe.

Aufmerksamkeitssteuerung: Die Aufmerksamkeit wird von dem Reiz, der die unangenehmen Gefühle verursacht, abgezogen und auf anderes gerichtet.

BEISPIEL: Ein Klient mit Impulskontrollstörung richtet seine Aufmerksamkeit auf den Atem oder zum Beispiel auf bestimmte angenehme Körperempfindungen.

Die Erarbeitung wirkungsvoller Strategien zum Umgang mit Gefühlen ist eine der wichtigsten Handlungsstrategien von professioneller Seite. Sie benötigt viel Zeit, da neue Strategien nicht einfach übernommen werden, sondern viel Anregung, Begleitung, Ermutigung und Erinnerung bedürfen. Wir Fachpersonen müssen dazu wissen, welche Umgangsstrategien mit Gefühlen ungünstig und welche hilfreich sind sowie wie Klienten dabei unterstützt werden können, wirkungsvolle Strategien zu entwickeln. Dies kann in Gruppenprogrammen geschehen, beispielsweise indem im Rahmen von Psychoedukation über die Problematik des Grübelns informiert wird. Dies kann aber natürlich besonders gut auch im Einzelkontakt erarbeitet werden. Wichtig sind dabei die drei folgenden Fragekomplexe:

1. Wie reagiert der Betroffene auf das jeweilige Gefühl? Die Reaktion kann äußerlich sein (etwa um Hilfe zu bitten) oder innerlich (ständig über die Situation nachzudenken).
2. Ist diese Verhaltensweise sinnvoll oder nicht? Welche Folgen hat sie? Überwiegen die positiven Folgen gegenüber möglichen negativen deutlich?
3. Wenn die Verhaltensweise nicht sinnvoll ist: Wie könnte stattdessen damit umgegangen werden?

Bei vielen psychischen Erkrankungen kommt der präventiven Emotionsregulation eine sehr große Bedeutung zu. Sie ist besonders wichtig für alle Klientinnen und Klienten, die schnell von Gefühlen überflutet werden. Wer hingegen eher schwach Gefühle empfindet oder langsam in sie hineingerät, der hat länger die Möglichkeit, seine Gefühle zu regulieren, und kann daher auch seine Gefühle eher aufkommen lassen.

Bei jemandem, der mit seinen starken Gefühlen nicht gut umgehen kann, ist es besonders wichtig, Unterstützung anzubieten, damit die Gefühle gar nicht erst so stark werden.

Für Fachpersonen stellt sich eine besondere Herausforderung, da sie *proaktiv* handeln müssen, also schon vor einer emotionalen Hochstresssituation den Klienten dabei unterstützen sollten, eine solche

Situation gar nicht erst entstehen zu lassen. Helfende können dabei nicht darauf vertrauen, dass der Klient weiß, was für ihn gut ist. Den meisten Betroffenen ist nicht bewusst, wie emotionale Stresssituationen entstehen, welcher eigene Anteil dazu geleistet wird und welche anderen Strategien im Umgang es geben könnte. Fachpersonen sind also gefordert, zu erkennen, welche Umgangsstile für den Betroffenen schädlich sein könnten. Im Angesicht von Arbeitsüberlastung und Zeitmangel sind wir jedoch nur in der Lage, uns mit bereits vorhandenen emotionalen Hochstresssituationen zu beschäftigen. Fachpersonen übernehmen dann, bildlich gesprochen, die Rolle der Feuerwehr und sind nur mit reaktiven Strategien beschäftigt.

Kultivierung von Emotionstoleranz

Zahlreiche Studien zeigen, dass Emotionstoleranz zu den wichtigsten und wirkungsvollsten Fähigkeiten im Umgang mit Gefühlen gehört. Gemeint ist, dem Gefühl mit Akzeptanz zu begegnen, die Bereitschaft zu entwickeln, das Gefühl *da* sein zu lassen, ohne es zunächst verändern zu wollen. Bei einem Gefühl verweilen zu können bedeutet, bereit zu sein, sich für die Welle des Gefühls zu öffnen. Achtsamkeit für Gefühle meint die Bereitschaft, wahrzunehmen und anzunehmen, was ist, ohne das Vorhandene zunächst verändern zu wollen (Knuf & Hammer 2013). Statt von »Emotionstoleranz« könnten wir auch vom »Tragen« eines Gefühls sprechen. Im psychoanalytischen Kontext wird dies manchmal auch »Containing« genannt. In der Dialektisch-Behavioralen Therapie (DBT) wird Emotionstoleranz als Skill verstanden und als »radikale Akzeptanz« bezeichnet. > Gefühlsverläufe, Seiten 44 f.

Wer in der Lage ist, ein Gefühl zu »tragen«, der verliert die Angst vor dem Gefühl, denn er macht die Erfahrung, dass ihm das Gefühl letztlich »nichts kann«. Daher ist Emotionstoleranz eine »Schlüsselfertigkeit«, die mit darüber entscheidet, wie viel Emotionsregulation ein Individuum überhaupt praktizieren muss. Sie ist sicher eine der größten Herausforderungen im Umgang mit Gefühlen überhaupt, und zwar nicht nur für die Klientinnen und Klienten, sondern ebenso für uns Fachpersonen. Sie setzt voraus, dass es gelingt, Handlungsimpulse zu unterlassen, die vom Gefühl wegführen, beispielsweise irgendwelche Methoden zur Emotionssuppression zu praktizieren oder über das Gefühl nachzudenken und sich so davon zu distanzieren.

ACHTSAMKEIT Es gibt viele Missverständnisse bezüglich der auf Gefühle gerichteten Achtsamkeit. So wird Achtsamkeit teilweise als Strategie der Emotionsregulation vermittelt, etwa im Rahmen der DBT. Dabei sind Emotionsregulation und Achtsamkeit Gegensätze, denn die Regulation versucht Gefühle zu verändern, während Achtsamkeit ja gerade zur offenen Wahrnehmung und Annahme des Gegebenen einlädt. Sobald Strategien eingesetzt werden, um eine Emotion zu regulieren, findet keine eigentliche Achtsamkeit mehr statt. Achtsamkeit und Achtsamkeitsmethoden lassen sich allerdings durchaus gezielt zur Emotionsregulation einsetzen. Wenn beim Wahrnehmen eines sehr starken Gefühls auf die achtsame Wahrnehmung von Sinnesreizen fokussiert wird, kann durchaus erfolgreich die starke Emotion herunterreguliert werden. Diese Strategie kann also sinnvoll sein, hat aber mit Achtsamkeit nichts zu tun, weil das achtsame Wahrnehmen der fünf Sinne explizit dazu genutzt wird, um mit dem vorhandenen Gefühl letztlich unachtsam umzugehen.

Ein weiteres Missverständnis besagt, dass Achtsamkeit eine Distanzierung von den Gefühlen bedeute. Diese Fehleinschätzung wird durch Formulierungen wie »Du bist nicht ein Gefühl, sondern du hast ein Gefühl« und durch ein falsch verstandenes Konzept des »Inneren Beobachters« als unbeteiligte Wahrnehmungsinstanz gefördert. Doch der Innere Beobachter beobachtet nicht nur. Er ist bereit, die

Empfindungen wahrzunehmen, aber er *tut* nichts mit ihnen. Er stürzt sich nicht in das Gefühl hinein, er denkt und grübelt nicht über das Gefühl nach, er versucht es nicht zu verstärken oder abzuschwächen. Vielleicht sollten wir nicht mehr vom Inneren Beobachter, sondern schlicht vom »Bewusstsein« sprechen.

Die Kultivierung von Emotionstoleranz muss gut vorbereitet werden. Der Klient muss unbedingt verstehen, warum er sich überhaupt einem unangenehmen Gefühl zuwenden soll. Dazu ist umfangreiche Psychoedukation notwendig. Außerdem sollte mit dem Klienten darüber gesprochen werden, welchen »Preis« er dafür bezahlt, wenn er unangenehmen Gefühlen aus dem Weg geht, und welcher Gewinn für ihn darin bestehen könnte, seine Gefühle zu tolerieren (Luoma u.a. 2009). Erst wenn der Klient die Möglichkeit sieht, dass die Hinwendung zum Gefühl positive Auswirkungen für ihn haben könnte, besteht die Chance auf hinreichend Motivation, um beim Gefühl verweilen zu können. Auch die Ängste des Klienten, etwa vor einem immer stärker werdenden Gefühl, dem er sich dann als hilflos ausgeliefert erlebt, müssen offen angesprochen werden. > Psychoedukation, Seiten 79 ff.

Die Kultivierung von Emotionstoleranz beginnt nicht bei besonders starken Emotionen, sondern bei Gefühlen schwächerer Ausprägung. Ein Anflug von Traurigkeit oder leichter Angst können beispielsweise als Einstieg in das achtsame Tragen des Gefühls genutzt werden. Emotionstoleranz kann daher in zahlreichen Alltagssituationen geübt werden, etwa indem der Klient gefragt wird, ob er momentan ein unangenehmes Gefühl hat, und dann aufgefordert wird, dieses Gefühl zu spüren, statt ihm aus dem Weg zu gehen. Um beim Gefühl verweilen zu können, sollte dem Klienten eine Unterstützung angeboten werden. Dies gelingt, indem der Begleiter immer wieder nachfragt, ob das Gefühl noch da ist, welche Intensität es hat oder wo es im Körper momentan am besten spürbar ist.

Im Gegenzug werden das Nachdenken über das Gefühl und andere Strategien, die vom Gefühl wegführen, gestoppt. Oft kommt es dazu, dass das Gefühl relativ rasch abklingt, wenn es gelingt, einige Zeit dabei zu verweilen. Diese Erfahrung ist für Klienten ausgesprochen wichtig. Es wird dann wahrnehmbar, dass durch die Bereitschaft, sich dem Gefühl zuzuwenden, auf die Intensität und das Vorhandensein des Gefühls Einfluss genommen werden kann und dies eine Form der »absichtslosen« Emotionsregulation darstellt. > Folgen und Führen, Seiten 82 ff.

Gerade zu Beginn sollte der Klient nur in Anwesenheit der begleitenden Fachperson angeleitet werden, unangenehmen Gefühlen nachzugehen.

BEISPIEL

Ein Klient befindet sich nach dem Tod seines Zwillingsbruders in einer akuten Trauersituation. Er hat große Angst davor, der Trauer nicht gewachsen zu sein und wieder psychotisch zu werden. Vor allem wenn er allein ist und sich Trauersymptome zeigen, gerät er in starke Angst und wird sehr nervös. Die Mitarbeiterin im betreuten Einzelwohnen vereinbart mit dem Klienten, dass die gemeinsamen Gespräche in nächster Zeit für die Verarbeitung der Trauer genutzt werden. Dadurch, dass in diesen Gesprächen der Verlust des Bruders und die damit verbundenen Gefühle angesprochen werden, zeigen sich die Trauerempfindungen seltener, wenn der Klient allein ist. Somit ist er deutlich entlastet und seine Angst, dass er über die Trauergefühle wieder in eine psychotische Krise geraten könnte, klingt schließlich ganz ab.

Wenn der Klient in der Lage ist, ein unangenehmes Gefühl auch allein zu tragen, ohne dabei begleitet zu werden, dann ist es empfehlenswert, dies zunächst nur für eine kurze Zeit zu praktizieren.

Beispielsweise entscheidet ein Klient, die Bedarfsmedikation erst zu nutzen, nachdem er zehn Minuten dem unangenehmen Gefühl Raum gegeben hat. Dem Klienten sollte aber zunächst nicht empfohlen werden, auf die Bedarfsmedikation völlig zu verzichten, da ihm dadurch eine der wenigen ihm zur Verfügung stehenden Emotionsregulationsmöglichkeiten genommen wird, was wiederum zur Reduktion von Selbstwirksamkeitsempfinden und zu mehr Angst vor dem Gefühl führen kann. Auch zahlreiche allgemeine Achtsamkeitsübungen sind geeignet, die Emotionstoleranz zu fördern (Knuf & Hammer 2013, S. 65 ff.).

Wer im Rahmen von Achtsamkeitstrainings seine generelle Toleranz gegenüber vorhandenen Empfindungen fördert, der wird natürlich auch eher in der Lage sein, angenehmen und unangenehmen Gefühlen gegenüber eine akzeptierende Haltung einzunehmen. Wer es beispielsweise lernt, achtsam mit körperlichen Missempfindungen oder leichtem Schmerz umzugehen, der wird auch eher in der Lage sein, unangenehme Gefühle zu tragen.

Notfallskills

Gefühle können eine Intensität erreichen, die sie existenziell bedrohlich erscheinen lassen. Der Betroffene will das Gefühl dann unmittelbar beenden. Starke Gefühle können aber meistens nicht durch einfache und unproblematische Methoden in kurzer Zeit herunterreguliert werden. Daher ist der Betroffene bereit, auch Strategien anzuwenden, die ihm oder seinem Umfeld Schaden zufügen können. Während das belastende Gefühl besteht, ist nur die kurzfristige Entlastung von Bedeutung, die langfristigen Folgen hingegen sind in der subjektiven Wahrnehmung unbedeutend und können oftmals noch nicht einmal realistisch wahrgenommen werden. Dies ist der Grund für viele Selbstverletzungen und andere selbstschädigende Verhaltensweisen wie massiver Alkohol- oder Drogenkonsum, Fressanfälle oder gefährliche Verhaltensweisen. Starke Gefühle gehen zudem mit einer Hemmung des präfrontalen Kortex einher, wodurch es deutlich erschwert wird, auf hilfreichere günstige Strategien zurückzugreifen. Mit dieser Problematik sind wir oft bei Borderlineklienten konfrontiert, aber auch bei Klienten, die an Persönlichkeitsstörungen oder Suchterkrankungen leiden. > Hirnphysiologie, Seiten 31, 35 f.

Notfallskills sind Techniken, die in emotionalen Hochstresssituationen dazu dienen, selbstschädigende oder andere ungünstige Verhaltensweisen zu vermeiden und eine starke und belastende Emotion möglichst schnell wieder herunterzuregulieren. Diese Skills wurden vor allem in der Dialektisch-Behavioralen Therapie nach Marsha Linehan entwickelt und werden auch im Rahmen der DBT vermittelt – zur Übersicht siehe die Veröffentlichungen von Bohus & Wolf (2009) sowie Knuf & Tilly (2018). Ursprünglich haben sich diese Fertigkeiten an Borderlinebetroffene gewandt. Sie sind aber hilfreich für alle Klienten, die heftigen Gefühlen ausgesetzt sind und sich von diesen zunächst überfordert fühlen.

Viele dieser Techniken versuchen dem Gefühl einen starken anderen Reiz entgegenzusetzen, wodurch es subjektiv erträglich erscheint oder seine Intensität verliert. Vor allem starke Sinnesreize können hilfreich sein, beispielsweise:

- Geruch: Pfefferminzöl, Ammoniak;
- Gehör: sehr laute Geräusche;
- Geschmack: Chilischoten, Wasabi;
- Hapsis: Igelball, Cold-Packs, Wärmepflaster.

Andere Strategien versuchen vor allem die Phase des emotionalen Hochstresses zu überbrücken. In dieser Zeit ist die Emotion extrem stark, und zwar mit der Folge, dass kognitive Prozesse gehemmt sind.

Daher kommt es gerade dann zu selbstschädigenden Verhaltensweisen, die in einem fast schon dissoziierten Zustand erfolgen und nicht mehr kontrolliert werden können. Die Phase des extremen Hochstresses reguliert sich nach einer gewissen Zeit wieder herunter. Strategien, die der Zeitüberbrückung dienen, müssen in der Lage sein, den Betroffenen dermaßen zu fordern, dass er keine jener Handlungen planen und ausführen kann, die selbst- oder fremdschädigend sind. Beispiele für solche Zeitüberbrückungstechniken wären etwa Jonglieren, Zahlenspiele, Stadt-Land-Fluss oder auch Computerspiele.

Wer mit unterregulierten und zu Selbst- oder Fremdschädigung neigenden Klienten arbeitet, für den ist es wichtig, genauer zu wissen, wie mit Notfallskills gearbeitet werden kann, und sich in diese Unterstützungsmöglichkeit detailliert einzuarbeiten (siehe etwa Bohus & Wolf 2009). Empfehlenswert ist eine DBT-Qualifikation. Einige wichtige Punkte, die bei der Arbeit mit Notfallskills berücksichtigt werden sollten, sind:

- Es ist viel Geduld erforderlich und die Klienten brauchen viel Übung, um eine neue Gewohnheit aufzubauen. Bei einer emotionalen Reaktion braucht es Dutzende Situationen, in denen die neue Verhaltensweise praktiziert wird.
- Es braucht einfache Aufträge für solche Hochstresssituationen, also etwa nicht verschiedene Skills, aus denen der Betroffene in der Situation auswählen muss, sondern einen Skill, der praktiziert werden soll und sich bewährt hat.
- Es geht nicht darum, möglichst viele verschiedene Strategien zu finden, sondern jene, die der Betroffene anwenden kann und die wirksam sind.
- Unterstützung von außen ist sehr hilfreich. Falls der Klient in einer Einrichtung ist, beispielsweise in einem Wohnheim, einer Werkstätte oder einer Tagesstätte, sollten die Helfenden den Klienten an das

Vereinbarte erinnern, die Notfallstrategie begleiten und nachbesprechen. Falls der Klient in psychotherapeutischer Behandlung ist, sollte dies in Absprache mit der Therapeutin geschehen.
- Klienten nie Vorwürfe machen, wenn sie einen Notfallskill nicht genutzt haben. Vorwürfe reduzieren die Wahrscheinlichkeit, dass der Skill zukünftig angewendet werden kann.

Notfallskills sind kontraindiziert, wenn der Klient ein Gefühl allein oder auch mit Begleitung tragen kann. Ansonsten besteht die Gefahr, dass sich die Emotionstoleranz weiter reduziert und der Klient an ein niedrigeres Funktionsniveau gebunden bleibt.

Bei Klienten mit besonders starken Gefühlen ist man verleitet, gerade mit diesen heftigen Gefühlen zu arbeiten. Dabei ist es für diese Klientengruppe besonders wichtig, Gefühle schwacher oder mittlerer Ausprägung besser kennenzulernen und einen guten Umgang mit ihnen zu erwerben. Die Arbeit mit dieser Klientengruppe darf sich daher nicht auf die Förderung von Notfallskills beschränken. Leider ist dies im Alltag immer wieder zu beobachten, denn da diese Klientengruppe oft sehr fordernd und zeitintensiv ist, sind Mitarbeiter verleitet, sich mit diesen Klienten weniger zu beschäftigen, wenn keine starken Gefühle vorhanden sind.

Gruppenarbeit zu Gefühlen

Es sind verschiedene Programme entwickelt worden, um das Thema »Gefühle« in Gruppen bearbeiten zu können. In den sozialpsychiatrischen Arbeitsfeldern ist das Modul »Umgang mit Gefühlen« aus dem DBT-Programm sicher das bekannteste (Bohus & Wolf 2009). Größere Verbreitung hat zudem das Training emotionaler Kompetenzen (TEK, Berking 2010) gefunden, ebenso das Programm »Gefühle im Griff« von Sven BARNOW (2015) oder die Gruppenarbeit zur Emotionsregulation nach Claas-Hinrich LAMMERS (2011). Angelehnt an die DBT wurde von Marie BODEN und Doris FELDT (2011) das Programm »Gefühle erkennen, annehmen und mit ihnen gut umgehen« entwickelt. Es ist eine weiter gefasste Ideensammlung für emotionsbezogene Gruppenarbeit.

Die meisten dieser Programme sind für Gruppen mit sozialpsychiatrischen Klienten im Rahmen eines Sozialpsychiatrischen Dienstes oder einer Wohngruppe nach meiner Erfahrung nicht geeignet. Sie sind zumeist zu anspruchsvoll oder wenden sich nur an bestimmte Klientengruppen, etwa Borderlinebetroffene. Auch wenn diese Programme in der klassischen Form in der Sozialpsychiatrie meistens nicht angewendet werden können, so sind sie natürlich geeignet, um einzelne Elemente herauszugreifen. Sie bieten Anregungen für Fachpersonen, die dem Thema in Gruppen mehr Raum geben möchten.

Bei Gruppenprogrammen sollten die Besonderheiten von unterregulierten und überregulierten Klientinnen und Klienten unbedingt berücksichtigt werden. Während unterregulierte Klienten eher Strategien brauchen, um überschießende Gefühle kontrollieren zu können, brauchen überregulierte Klienten eher eine Hilfestellung, um überhaupt einen Zugang zu ihren Gefühlen zu gewinnen. Es wäre kontraindiziert, überregulierten Klienten weitere Emotionsregulationsstrategien zu vermitteln. Doch genau dies geschieht gegenwärtig in manchen Gruppen, die das Thema der Emotionsregulation aufgreifen. Nach dem Motto »Das kann doch niemandem schaden« werden die Unterschiede von unterregulierten und überregulierten Klienten nicht beachtet und alle Klienten ins »Gefühlstraining« geschickt. > Unter- und Überregulierung, Seiten 16 f., 19 f., 50 ff., 90, 150

Gruppenprogramme bieten für einen hilfreichen Umgang mit Gefühlen ganz besondere Chancen, die im Einzelkontakt nicht gegeben sind. Zu erleben, dass andere Menschen ähnliche Schwierigkeiten haben, mit ihren Gefühlen umzugehen, und man selbst kein »Alien« ist, entlastet ungemein. Einen freundlichen Umgang mit den eigenen Gefühlen zu finden ist deutlich einfacher, wenn man erkennt, dass die Herausforderung für alle Menschen groß ist. Daher sollten in Gruppenprogrammen auch die anwesenden Fachpersonen von ihren eigenen Gefühlen und ihren eigenen Schwierigkeiten berichten. Nur so können Klienten ein Verständnis dafür bekommen, dass es auch für »Gesunde« herausfordernd ist, mit den eigenen Gefühlen auf eine gute Art und Weise umzugehen, und dass es nicht zwangsläufig ein Zeichen von Krankheit ist, wenn man sich von Gefühlen überflutet fühlt, keinen Zugang zu ihnen hat oder nicht weiß, wie man mit ihnen umgehen soll.

Einige Gefühle lassen sich zudem fast nur im Gruppensetting bearbeiten. Das gilt vornehmlich für die sozialen Gefühle wie die Scham. Scham habituiert nur durch die soziale Konfrontation. Sobald ich mich mit vermeintlich beschämenden Eigenschaften zeige und offen darüber berichte, kann die Scham langsam abklingen. > Schamgefühle, Seiten 119 f., 122

? Überlegen Sie sich, wofür Sie sich schämen. Nun sprechen Sie das Beschämende einmal laut aus. Glauben auch Sie, dass nur Sie dieses Gefühl kennen ?

Psychoedukation über Gefühle wird in einem Gruppensetting zwangsläufig einen hohen Stellenwert bekommen. Das ist vollkommen angemessen und wichtig. Es darf aber nicht nur über Gefühle gesprochen werden, sondern es bedarf auch Übungen und Erfahrungsaustausch zum konkreten Erleben. Da Gefühle nicht in erster Linie kognitiv bearbeitet werden können, sondern zur Veränderung aktiviert werden müssen, sollten auch in Gruppensettings emotionsaktivierende Übungen eingebaut werden. Es können relativ unproblematische Reize zur Gefühlsaktivierung genutzt werden, etwa Musikstücke oder Filmausschnitte. > Emotionsaktivierende Übungen, Seiten 85 f., 102

Daneben können die kleinen Alltagssituationen aufgegriffen werden, die sich natürlicherweise ergeben und die Gefühle auslösen, etwa Scham, weil ein Teilnehmender zu spät kommt, oder Angst, weil während der Gruppensitzung unerwartet ein lautes Geräusch zu hören ist. Primäre maladaptive Emotionen sollten nicht ausgelöst werden. Wenn sie auftreten, können sie als solche wahrgenommen werden; es ist allerdings nicht ratsam, ihnen im Rahmen eines psychoedukativen Settings zu viel Raum zu geben. > Primäre maladaptive Emotionen, Seiten 67 f.

Psychopharmaka und Emotionen

Die Wirkung von Psychopharmaka beruht darauf, dass sie in zentrale Stoffwechselprozesse eingreifen, die das Auftreten und Erleben von Gefühlen mitbeeinflussen. Medikamente können beispielsweise angstreduzierend, antiaggressiv oder stimmungsstabilisierend wirken. Beispielsweise können SSRI antiimpulsiv und antiaggressiv wirken. Am bekanntesten ist die Wirkung von Benzodiazepinen (etwa Tavor®), die vor allem angstlösend wirken und für die Betroffenen kurzfristige Erleichterung bringen können, längerfristig aber ein Abhängigkeitspotenzial bergen und so zum Teil auch emotionale Instabilität fördern.

Eine stimmungsstabilisierende Wirkung ist von atypischen Neuroleptika bekannt. Aufgrund des sehr problematischen Profils der unerwünschten Wirkungen sollten diese Medikamente ausschließlich in Ausnahmefällen gegeben werden. Auch Valproat kann beruhigend auf die Gefühle einwirken.

Medikamente können aber nicht nur direkt auf Gefühle wirken, sondern auch indirekt – diese Wirkungsweise sollte genutzt werden.

So können Psychopharmaka beispielsweise helfen, den Schlaf zu verbessern, was unter anderem Hyperarousals verringern kann und so die Emotionstoleranz steigert. Schlafstörungen führen sehr oft zu einer geringeren Emotionstoleranz und zu ungünstigen Umgangsweisen mit Gefühlen. Daher sollte der Förderung des Schlafes große Bedeutung zukommen.

Insgesamt sollte die positive Wirkung von Medikamenten auf die Gefühlswelt von Klienten nicht überschätzt werden. Vor allem für die große Gruppe der überregulierten Klienten sind keine Medikamente vorhanden, die einen leichteren Zugang zur emotionalen Empfindungswelt ermöglichen würden.

Viele Medikamente regulieren Gefühle herunter oder wirken sogar emotionssuppressiv. Gefühle medikamentös herunterzuregulieren ist hilfreich für Klienten, die von Gefühlen maladaptiv überflutet werden und noch keine eigenen Regulationsfähigkeiten besitzen. Für sie können Medikamente eine Erleichterung sein, da sie sich den Gefühlen nicht mehr so ausgeliefert fühlen und die Angst vor der Angst und anderen Empfindungen nachlässt. Die Folge ist die Zunahme von Selbstwirksamkeitsgefühl oder die Reduktion von Vermeidungsverhalten. Typisches Beispiel wäre ein Notfallmedikament bei Klienten mit Panikattacken. Das Notfallmedikament in der Handtasche bei sich zu tragen ist oft ausgesprochen wirkungsvoll, sogar wenn es gar nicht genutzt wird.

Die Wirkung der Medikamente auf die Gefühle kann aber auch missbraucht werden. Hat ein Klient eine geringe Toleranz für unangenehme Gefühle, so wird er verleitet sein, ein Medikament einzufordern, das unangenehme Gefühle reduziert. Dies gilt für jene Bedarfsmedikamente, die eigentlich dazu dienen sollen, Krisenrisiken und krisenhafte Zuspitzungen kurzfristig abzufedern, die aber auch zur regelmäßigen Emotionsregulation oder -unterdrückung eingesetzt werden können. Sind diese Medikamente erst einmal eingeführt und weiß der Patient um ihre Wirkung, so wird es für ihn meistens deutlich schwieriger, seine sonstigen eigenen Handlungsmöglichkeiten zu nutzen. Der Klient bleibt durch die Einführung eines solchen Medikaments an ein geringeres Funktionsniveau gebunden, das Medikament erschwert also heilsame Umgangsstrategien mit Gefühlen. Vielfach wünscht man sich im therapeutischen Alltag, dass bei bestimmten Klienten manche Medikamente nie verordnet worden wären.

Umgang mit verschiedenen Gefühlen

Angst

Angst ist bei psychiatrischen Klientinnen und Klienten wohl die am häufigsten vorkommende Emotion. Sie begegnet uns als eigenständiges Krankheitsbild, etwa in Form von Panikattacken oder spezifischen Phobien, darüber hinaus prägt Angst aber auch den Alltag sehr vieler psychiatrischer Klienten mit anderen Hauptdiagnosen: Der eine hat Angst davor, den Bus zu benutzen, und kann nicht eigenständig in den nächsten Ort fahren, ein anderer fürchtet sich vor dem Scheitern und lässt Entwicklungsmöglichkeiten ungenutzt, ein dritter befürchtet einen Konflikt in der Familie und verhält sich deshalb extrem angepasst. Vielfach spielt Angst aber auch eine ganz zentrale Rolle. Depressionen etwa sind oft von Angst begleitet, hinter Zwangsstörungen verbirgt sich Angst, Traumaerfahrungen gehen vielfach mit Panik einher und in vielen psychotischen Krisen sind Betroffene mit Todesangst konfrontiert – die wohl stärkste Angst, die wir Menschen empfinden können.

Um zu entscheiden, wie mit der Angst des Klienten umgegangen werden sollte, lautet die zentrale Frage: Ist der Klient bereit und in der Lage, sich auf eine Unterstützung einzulassen, die das Ziel hat, die Angst zu reduzieren? In diesem Fall kann eine ganze Reihe von Strategien eingesetzt werden. Ziel ist die Reduktion von Vermeidungsverhalten, außerdem geht es dabei um eine langfristige Angstreduktion. > Angstexposition, Seiten 24 f.

Falls es nicht möglich ist, ein Arbeitsbündnis für einen veränderten Umgang mit der Angst aufzubauen, sollten Techniken eingesetzt werden, die den Klienten beruhigen. Dies gilt in vielen Akutsituationen, beispielsweise wenn der Klient psychotisch ist oder sich in einer depressiven Angstspirale verliert. Die Techniken sind ebenfalls sinnvoll, wenn der Klient aufgrund bestimmter Einschränkungen wie einer Intelligenzminderung nicht in der Lage ist, an einem veränderten Umgang mit seiner Angst zu arbeiten.

Kurzfristig hilfreich sind oft beruhigende Medikamente. Vor allem Tavor® und andere Benzodiazepine haben einen angstlösenden und entspannenden Effekt und werden vielfach eingesetzt. Den Klienten zu beruhigen, also zu versuchen, ihm die Angst »zu nehmen«, kann vorübergehend helfen. Hilfreich ist, zu verstehen, welchen Hintergrund die Angst hat und warum sich der Klient nicht sicher fühlt. Dies ist manchmal im Gespräch zu erarbeiten, muss aber teilweise auch von professioneller Seite gemutmaßt werden.

Wichtig ist generell eine beruhigende Gesprächsführung (»Sie sind hier sicher, ich sorge dafür, dass Ihnen hier nichts passiert«), es kann die Anwesenheit von Mitarbeitern genutzt (»Sie können sich hier vor unser Teamzimmer setzen, wir sind in Ihrer Nähe«) oder es kann für eine Umgebung gesorgt werden, die Sicherheit vermittelt (»Wir schlagen Ihnen vor, dass wir Sie in ein anderes Zimmer verlegen. Das Zimmer ist kleiner und es liegt an einer geschützten Stelle«). Solche Strategien müssen feinfühlig entwickelt werden und bedürfen eines Gesprächs mit dem Klienten sowie einer differenzierten Reflexion im Team oder in der Supervision.

Auf Dauer schwächen solche Beruhigungsstrategien allerdings den Klienten, denn er macht die Erfahrung, auf Hilfe von anderen angewiesen zu sein, um mit der Angst umgehen zu können, wodurch sein Selbstwirksamkeitsgefühl (also das Empfinden, selbst auf die Angst Einfluss nehmen zu können) längerfristig weiter abnimmt. Die Folge davon kann sein, dass die Angst sogar als immer mächtiger erlebt wird, da sie ja nicht allein kontrolliert werden kann. Der Klient verharrt also auf einem niedrigen Funktionsniveau.

Natürlich ist es, vor allem außerhalb von Akutsituationen, oft nicht einfach, herauszufinden, ob es möglich ist, mit dem Klienten an neuen Umgangsstilen zu arbeiten. In diesem Fall sollte ein feinfühliger Versuch unternommen werden, der jederzeit wieder beendet werden kann.

Längerfristig wirkungsvoll ist nach wissenschaftlicher Erkenntnis die Angstexposition, also sich der Angst auszusetzen, um so die Erfahrung machen zu können, dass die Angst von allein wieder abklingt und die Befürchtungen (»Die Angst wird immer schlimmer«, »Ich werde noch verrückt«, »Ich kann das nicht mehr aushalten«) nicht eintreten. In sozialpsychiatrischen Arbeitsfeldern gibt es vielfältige Situationen, in denen eine Angstexposition genutzt werden kann: vom Bustraining bis zur Konfrontation mit sozialen Ängsten, mit denen ein Klient in einer Bewohnerversammlung eines Wohnheims konfrontiert ist.

BEISPIEL

Ein Klient mit psychotischen Krisen und sozialen Ängsten möchte gerne eine Psychotherapie machen und wird von der Mitarbeiterin eines aufsuchenden psychiatrischen Dienstes zum Erstkontakt beim Psychotherapeuten begleitet. Kurz nach Betreten der Praxis verlässt der Klient jedoch fluchtartig wieder die Räume. Da der Therapeut keine Hausbesuche macht, ist die Mitarbeiterin nun mit der fast schon absurden Situation konfrontiert, dass sie zunächst mit dem Klienten ein Angstbewältigungstraining machen muss, bevor er überhaupt in die Therapie gehen kann, in der eigentlich seine Angst behandelt werden soll.

Auch wenn es sich bei der Angstexposition um eine psychotherapeutische Methode handelt, so kann und sollte sie auch in sozialpsychiatrischen Situationen genutzt werden. Viele Klienten haben bei realistischer Betrachtung keinen Zugang zu einer Psychotherapie oder würden sich gar nicht darauf einlassen, sie bedürfen aber dringend einer Unterstützung im Umgang mit ihrer Angst. Mitarbeitende verschiedener Berufsgruppen geraten dadurch in eine missliche Situation: Sie sind teilweise nicht hinreichend qualifiziert, um solche Angstexpositionen durchführen zu können, und sind sich gleichzeitig dessen bewusst, dass der Klient diese Unterstützung nur dann erfahren würde, wenn sie selbst sie anbieten. Auch wenn im Folgenden einige Hinweise zur Anwendung der Angstexposition gegeben werden, so sind sie allein nicht ausreichend, um mit dieser Methode arbeiten zu können. Daher empfehle ich, dass sich Mitarbeitende gerade in Bezug auf die verbreiteten Emotionen wie Angst oder Scham weiterbilden (zu Angst beispielsweise: Forsyth u. a. 2010; Teismann & Margraf 2018).

Hier können in der Kürze nur einige wichtige Punkte für die Konfrontation mit angstauslösenden Situationen angesprochen werden. Folgendes muss jedenfalls berücksichtigt werden:

- Eine Expositionsbehandlung ist sehr strukturiert, die Fachperson ist sehr aktiv. Sie leitet den Patienten an, in die angstauslösende Situation zu gehen und dort auszuhalten. Der Klient wird immer wieder aufgefordert, die Angst zu fühlen und anzugeben, wie stark die Angst gerade ist. So wird verhindert, dass er sich innerlich von der Angst löst, etwa indem er sich ablenkt.
- Bei klar umgrenzten Ängsten ist es sinnvoll, eine Hierarchie von Angstsituationen zu erarbeiten (was macht wenig Angst, was macht mehr Angst, was macht am meisten Angst) und diese dann nacheinander aufzusuchen.
- Wichtig ist, dass sich der Betroffene tatsächlich mit seiner Angst konfrontiert. Die angstauslösende Situation darf nicht verlassen werden, bevor die Angst habituiert, also langsam abgeklungen ist.

Andernfalls würde sich die Angst längerfristig noch verstärken. (Hinweis: Lassen Sie sich vor einer Angstexposition die Erlaubnis geben, den Klienten etwas deutlicher auffordern zu dürfen, um in der Angstsituation zu bleiben.)

- Während der Angstexposition sollten keine Methoden eingesetzt werden, die die Angst reduzieren. Diese werden aber oft praktiziert und viele finden verdeckt statt, also durch innere Prozesse, die die Fachperson nur erfährt, wenn sie gezielt nachfragt. Skills sind in Alltagssituationen sinnvoll, dürfen in einer Exposition aber nicht genutzt werden. Kontraindiziert wären beispielsweise Selbstberuhigungen wie »Ich habe gar keine Angst« oder »Mir geht es gut«.
- Der nächstschwierige Schritt sollte erst stattfinden, wenn beim vorherigen Schritt die Habituation stattgefunden, die Angst also deutlich nachgelassen hat. Wenn die Angst in einer Situation, die in der Angsthierarchie weiter unten ist, nicht abklingt, sollte die Exposition abgebrochen und zu einem späteren Zeitpunkt fortgesetzt werden.

Die Angstexposition braucht deutlich mehr Vorbereitungs- als Durchführungszeit. Planen Sie die Angstexposition gründlich und besprechen Sie sie mit dem Klienten vorab.

Ziel der Unterstützung ist es nicht, dass der Klient keine Angst mehr verspürt. Angst ist ein Gefühl, ohne das Lebewesen nicht überlebensfähig sind, da ohne Angst Gefahren nicht mehr angemessen eingeschätzt werden können. Es geht vielmehr darum, dass der Klient die Erfahrung macht, der Angst gewachsen zu sein, und dass diese auch wieder abklingt. Es geht darum, zukünftig *mit der Angst* in eine beängstigende Situation zu gehen. Der Schwerpunkt der Arbeit liegt daher auf der Entwicklung einer höheren Toleranz dem Angstgefühl gegenüber. Dies gilt allerdings nicht für akute Panikattacken, da diese von ihrer Intensität nicht aushaltbar sind, entsprechend sollten die Klienten in einer speziellen Psychotherapie am Abbau von Panikattacken arbeiten. Ängste leichter und mittlerer Ausprägung sollten hingegen wahrgenommen und toleriert werden. Fachpersonen können dies begleiten, indem sie Ängste normalisieren (also als zum Leben zugehörig bewerten) und den Klienten auffordern, das Gefühl wahrzunehmen, ohne etwas gegen das Gefühl zu tun. > Emotionstoleranz, Seiten 86 f., 101 f.

? Welche Verhaltensweisen und Themen von Klienten machen mir Angst? Welche Klienten machen mir besonders Angst ?

Scham

Scham ist nach meiner Erfahrung neben Angst das häufigste Gefühl in der sozialpsychiatrischen Arbeit. Während von der Angst fast täglich gesprochen wird, ist die Scham hingegen zumeist hochgradig tabuisiert und vom Klienten und den Helfenden vielfach gar nicht wahrgenommen. Das ist eigentlich verwunderlich, denn alle stigmatisierten Erkrankungen gehen zwangsläufig mit Schamgefühlen einher. Neben der Tatsache einer psychischen Erkrankung gibt es bei einigen Klientinnen und Klienten weitere Eigenschaften, die in unserer Gesellschaft schambehaftet sind, etwa Übergewicht, Arbeitslosigkeit oder Verwahrlosungserscheinungen.

Scham gehört zu den sozialen Gefühlen, die uns das Zusammenleben in der Gemeinschaft erleichtern und uns helfen, Teil der Gemeinschaft zu bleiben, denn die Scham zeigt an, dass unser Verhalten in den Augen anderer negativ bewertet werden könnte und uns womöglich der Ausschluss aus der Gemeinschaft droht. Da Scham hochgradig aversiv ist, versuchen wir sie zu vermeiden und verhalten uns in der Folge sozial angepasster (siehe Lammers 2016; Lammers & Ohls 2017).

In der Sozialpsychiatrie sind wir nicht nur mit der Problematik belastender Scham konfrontiert, sondern auch mit mangelndem Schamgefühl, etwa wenn jemand die Wahrnehmung für angemessene körperliche Distanz verliert und anderen viel zu nahe kommt. Ein zu geringes Schamgefühl wirkt sich dann negativ auf die soziale Integration aus und konfrontiert uns Helfende mit Fremdscham. Wie bei allen Gefühlen geht es bei der Arbeit mit Scham also nicht darum, ein Leben ohne Scham zu führen, sondern angemessene Scham empfinden zu können und sich von übermäßiger oder unangemessener Scham zu lösen.

Allgemein kann gesagt werden, dass Antrieb, Motivation, Erleben von Lebendigkeit, Lebensfreude, Selbstbewusstsein, Selbstbestimmung und andere wünschenswerte Eigenschaften durch den lähmenden Charakter der Scham reduziert werden. Scham steht also zentralen psychiatrischen Behandlungszielen entgegen. Erst mit zunehmender Beschäftigung mit dem Thema wird die wirkliche Bedeutung dieser Emotion sichtbar, und es zeigt sich, dass Scham mit sehr vielen Verhaltensweisen der Klienten verbunden ist. Hier ein paar typische Beispiele für den Zusammenhang von Scham und genesungsbehindernden Verhaltensweisen:

- Fehlendes Krankheitsbewusstsein (die immer noch sogenannte »Krankheitsuneinsichtigkeit«) kann als schamvermeidende Strategie verstanden werden. Wenn jemand die Krankheit verleugnet, muss er sich nicht mit der beschämenden Tatsache der Erkrankung beschäftigen.
- Hinter der Ablehnung von Behandlungsangeboten verbirgt sich oft Scham. Medikamente und Behandlung stehen dann quasi für die Tatsache, krank zu sein. Werden diese abgelehnt, kann man sich Gesundheit suggerieren und schützt sich so vor den mit der Erkrankung verbundenen Schamgefühlen.

- Passivität und Interesselosigkeit sind oft durch Scham mitbedingt. Wird jemand aktiv oder greift alte Interessen wieder auf, so muss er sich womöglich mit eingeschränkter Leistungsfähigkeit konfrontieren, wodurch Schamgefühle ausgelöst werden. Durch Passivität wird die Scham vermieden.

Scham zeigt sich bei verschiedenen psychischen Erkrankungen auf unterschiedliche Art. Das möchte ich an zwei Beispielen aufzeigen, nämlich an psychotischen Krisen und an Traumafolgestörungen.

PSYCHOSEN Psychosen gehören mit zu den stigmatisiertesten Erkrankungen in unserer Kultur. Tatsächliche Stigmaerfahrungen, befürchtete Stigmatisierung und Selbststigmatisierung führen zu Schamempfinden. Dies betrifft die Tatsache, überhaupt an einer Psychose erkrankt zu sein, bezieht sich aber auch auf die Inhalte und Verhaltensweisen in einer Krise. Wer in der akuten Krise die Vorstellung hatte, dass er die eigenen Eltern umbringen möchte, oder die Nachbarn bedroht, vielleicht übelst beschimpft hat, der wird fast zwangsläufig nach der Krise mit Schamgefühlen konfrontiert sein. Die Folge davon (denn das legt die Scham nun mal nahe) ist der soziale Rückzug, eine der größten Schwierigkeiten, mit denen wir in der psychiatrischen Arbeit zu kämpfen haben.

Da die Scham mit der Erkrankung und der Behandlung verbunden ist, wird oft die Beschäftigung mit vorherigen Krisen vermieden, was zur Folge hat, dass Frühwarnzeichen ignoriert und vorhandene Selbsthilfemöglichkeiten nicht genutzt werden. Durch Verhaltensweisen wie sozialem Rückzug oder der Vermeidung des Aufarbeitens von Psychoseerfahrungen können erneute Krisen begünstigt werden.

TRAUMAFOLGEN Auch bei Traumafolgestörungen spielt Scham eine sehr große Rolle. So haben sehr viele Borderlinebetroffene mit starken Scham- und Minderwertigkeitsempfindungen zu kämpfen. Traumatisierte Menschen erleben oft viel Scham über das Trauma selbst. Sie beschuldigen sich teilweise, für das Trauma verantwortlich zu sein. So kommt es bei frühen Traumatisierungen in der Regel zu der Überzeugung des Kindes, dass die Taten geschehen, weil das Kind schlecht ist und nichts Besseres verdient hat. Das Kind fühlt sich also für die Traumatisierung selbst verantwortlich. Die Scham schlägt dann oft in Selbsthass um (»Ich bin ein Stück Dreck!«). Selbstverletzungen, Suizidversuche und andere selbstschädigende Verhaltensweisen sind Folgen dieses negativen Selbstbezugs.

Die destruktivste Folge von Scham ist sicher der Suizid. Viele Suizide dienen der innerpsychischen Bewältigung von Schamgefühlen. Die in der Sozialpsychiatrie verbreitetste Verhaltensweise, hinter der sich oft Scham verbirgt, ist der soziale Rückzug. Soziale Begegnungen würden den Betroffenen mit Schamgefühlen und befürchteten Stigmatisierungen konfrontieren und werden daher vermieden. Das destruktive Potenzial der Scham wird deutlich, wenn man sich klarmacht, wie oft Genesungsprozesse durch sozialen Rückzug behindert werden (Knuf 2016 a) und dass Scham teilweise sogar neue Krisen und paranoide Vorstellungen provozieren kann.

»ENTSCHÄMUNG« Eine »Entschämung« tritt allein schon dadurch ein, dass man sich traut, das schambesetzte Verhalten oder die schambesetzte Eigenschaft anzusprechen und dabei die Erfahrung macht, dass die anderen darauf nicht mit Verachtung und sozialer Ausgrenzung reagieren. Doch diesen Mut muss man erst einmal aufbringen. Ohne ihn geht es allerdings nicht, denn eine Entschämung gelingt nicht durch das bloße Zulassen und Fühlen der Scham, sondern die Habituation setzt voraus, dass man sich dem anderen zeigt. Da Scham ansteckend ist, entwickelt das Gegenüber ein starkes Sensorium für Schamauslöser, die dann oftmals übergangen werden. Das betrifft klassische Themen wie Körpergeruch, aber auch psychische Themen wie Schamgefühle in Bezug auf Familie, Freundeskreis oder Arbeitgeber. Man lässt sich als Fachperson also leicht von der Scham des Gegenübers und zu Vermeidungsverhalten anstecken, was kurzfristig erleichternd wirkt, längerfristig dem Betroffenen aber schadet, da die entschämende Wirkung des Gesprächs und der Selbstoffenbarung nicht stattfinden kann.

Neben der sehr wichtigen Entschämung durch die Reaktion der anderen spielt der Selbstbezug eine sehr zentrale Rolle. Scham ist oft die Folge von Selbstkritik, hohen Ansprüchen an sich selbst und Perfektionismus. Wer die Überzeugung hat: »Ich darf keine Fehler machen«, der wird sich zwangsläufig schämen und minderwertig fühlen, wenn etwas nicht gelingt.

Das gesamtgesellschaftliche Phänomen der hohen Selbstkritik macht auch bei Menschen mit psychischen Schwierigkeiten nicht halt. Ganz im Gegenteil ist es dort oft sogar noch stärker ausgeprägt. Da Betroffene bei den typischen Leistungs- und Vergleichsthemen wie beruflicher Erfolg, Familie oder körperliche Attraktivität oftmals schlecht abschneiden, sind Scham und Minderwertigkeitserleben die Folge. Wer an sich den Anspruch stellt, beruflich mit dem gesunden Bruder mithalten zu können, und dann frühberentet wird und schließlich in einer Werkstatt für behinderte Menschen arbeitet, der wird zwangsläufig mit Schamgefühlen konfrontiert sein.

Es ist wichtig, eine freundliche Grundhaltung sich selbst gegenüber zu entwickeln. Heute wird diese Fähigkeit als Selbstmitgefühl (KNUF 2016 b) bezeichnet: eine freundliche Grundhaltung, die erkennt, dass alle Menschen Fehler machen und niemand perfekt ist. > Freundliche Grundhaltung, Seiten 71 f.

? Welche Themen vermeide ich im Kontakt mit den Klienten, um sie und mich vor Schamempfinden zu schützen: Sexualität, Geld, Körperpflege, Krisenerfahrungen, Gewicht ?

Trauer und Traurigkeit

Trauer ist eine Emotion, die uns hilft, Verluste oder Scheitern zu verarbeiten, und die aktiviert wird, wenn wir etwas uns Wertvolles verloren haben. Sie wird meistens mit dem Verlust eines geliebten Menschen in Verbindung gebracht, ist aber eine Emotion, die bei jeder Form von Verlust auftreten kann. Gelingende Trauer zeichnet sich dadurch aus, dass es immer wieder eine Öffnung für die schmerzhaften Empfindungen gibt, die dann mit der Zeit schwächer werden und irgendwann dazu führen, dass sich der Trauernde wieder für Neues öffnet. Trauer verläuft, außer in der akuten Trauerphase, in Wellen. Es gibt Augenblicke und Zeiten, in denen die Trauer sehr aktiv ist, und andere, in denen die Trauer in den Hintergrund tritt.

Von verschiedenen Autoren sind Trauerphasenmodelle entwickelt worden, die zeigen, dass Trauer in Phasen verläuft. Während beispielsweise zu Beginn eines Trauerprozesses der Verlust oft verleugnet wird, stellen sich im weiteren Verlauf heftige Gefühle wie Wut, Verzweiflung oder Einsamkeit ein. Im psychiatrischen Kontext besteht die Gefahr, dass die Trauer vorschnell pathologisiert wird.

Mit Trauer sind oft Empfindungen wie rasch wechselnde Gefühle, Konzentrationsschwierigkeiten oder Schlafstörungen verbunden. Diese werden manchmal als Depression, erneute manische Phase, präpsychotischer Zustand oder Ähnliches missverstanden. Statt der Trauer therapeutisch Raum zu geben, wird dann womöglich die vermeintliche psychische Erkrankung behandelt. Außerdem befürchten Fachleute manchmal vorschnell, der Trauerprozess könne erneute Krisen begünstigen. In der Folge wird dann die neuroleptische Medikation erhöht, um eine befürchtete neue Krise zu vermeiden. Dabei bedarf ein natürlicher Trauerprozess keiner medikamentösen Behandlung. Ganz im Gegenteil erschwert oder verhindert die Medikation im Extremfall sogar den Trauerprozess, da der Zugang zu Gefühlen erschwert wird.

Im Rahmen des Recoverykonzepts wurde erarbeitet, dass Trauer fast immer zu einem Genesungsprozess dazugehört, denn oftmals ist es gar nicht die psychische Problematik an sich, sondern ihre Folgen, die für viele Betroffene schwer zu verarbeiten sind. Psychische Erkrankungen gehen häufig mit zahlreichen Verlusten einher, etwa die soziale Integration, die berufliche Perspektive, die selbstständige Wohnform, finanzielle Absicherung etc. Auch das nicht gelungene Umsetzen von Hoffnungen, Träumen und Sehnsüchten, das sogenannte »ungelebte Leben«, bedarf einer die Trauer berücksichtigenden Verarbeitung.

BEISPIEL

Eine psychoseerfahrene Frau hat sich schon seit ihrer Jugend gewünscht, Kinder zu bekommen. Aufgrund mehrerer psychotischer Krisen, damit einhergehenden langen Klinikphasen und bisher nicht gelebter Partnerschaft muss sie sich nun 44-jährig damit auseinandersetzen, dass sie wahrscheinlich nie Mutter wird. Die Klientin entwickelt neben ihrer psychotischen Erkrankung noch eine Zwangsstörung und beginnt zwanghaft Kinderkleidung zu horten.

CHRONISCHE TRAUER Es gibt deutliche Hinweise darauf, dass gerade bei psychiatrieerfahrenen Menschen Trauerprozesse vielfach nicht gelingen und die Betroffenen in eine sogenannte komplizierte oder chronische Trauer geraten (Wagner 2013). Selbst Jahre nach einem Verlustereignis sind Betroffene dann teilweise noch stark belastet. Sie haben immer noch Probleme, den Verlust zu akzeptieren, sind verbittert, vorwurfsvoll oder zurückgezogen. Komplizierte Trauer wirkt sich auf zahlreiche psychische und körperliche Funktionsbereiche aus. Die Immunfunktionen können eingeschränkt sein, es kann zu Herz-, Kreislauf- und Verdauungsbeschwerden kommen, ebenso zu Appetitlosigkeit, Unruhe oder Schlafstörungen. Bekannt ist auch eine reduzierte Lebenserwartung infolge von nicht hinreichend empfundener Trauer. Ebenfalls kann es zu Konzentrationsstörungen, Perspektivlosigkeit oder einem starken Eingenommensein (nur noch mit dem Verlust beschäftigt sein) kommen. Auch Ärger, Gereiztheit oder Feindseligkeit können aus nicht abschließend gelebter Trauer resultieren.

Bei psychisch erkrankten Menschen ist das Risiko einer misslungenen Trauer besonders groß. Dies kann Folge geringer emotionaler Kompetenz sein, durch biografische Belastungen begünstigt werden und durch die Herausforderungen der gegenwärtigen Situation bedingt sein. So haben viele Betroffene infolge einer psychischen Erkrankung zahlreiche Verlusterfahrungen wie Arbeitsplatzverlust oder familiären Rückzug zu bewältigen, sodass es einer Trauer über mehrere Verluste bedarf. Dies ist für jeden Menschen extrem herausfordernd. Auch Todesfälle von geliebten Menschen sind für psychisch Erkrankte oft besonders belastend. Da das soziale Netz dieser Personen vielfach klein ist, sind Verluste von wichtigen Bezugspersonen natürlich extrem belastend.

Für Fachpersonen stellen sich bei der Trauerbegleitung besondere Herausforderungen. Vor allem ist unsere Fähigkeit gefordert, den Schmerz des anderen auszuhalten und den Trauernden nicht trösten zu wollen. Professionell Tätige sind oft sehr handlungsorientiert, sie versuchen Probleme zu lösen oder Schwierigkeiten des Klienten abzumildern. In der Begleitung von Trauerprozessen geht es aber eher um ein zugewandtes, waches Verweilen im gegenwärtigen Moment, oft auch darum, zu schweigen und die Stille mit dem darin enthaltenen Schmerz mitzutragen.

Im Umgang mit schmerzhaften Erfahrungen gibt es eine ganze Reihe von Reaktionen, die zwar oft praktiziert werden, die aber nicht wirklich hilfreich sind. Ebenso gibt es viele Verhaltensweisen (Harris 2013), die die meisten Menschen als ausgesprochen unterstützend erleben.

Verhaltensweisen, die hilfreich sind:

- Wirklich präsent sein, sich von den eigenen Empfindungen berühren lassen.
- Den Klienten umarmen, die Hand halten, den Arm um die Schulter legen.
- Gar nichts sagen. Sich nur zum Klienten setzen und mit ihm schweigen.
- Den Schmerz als verständlich spiegeln: »Das ist bestimmt sehr schwierig für Sie«, »Ich kann mir kaum vorstellen, was Sie gerade durchmachen«, »Ich merke, wie schlecht es Ihnen geht.«

Verhaltensweisen, die nicht hilfreich sind:

- Dem Klienten Tipps geben.
- Das Thema schnell wechseln.
- Den Verlust irgendwie beschwichtigen (»Die Chance im Verlust sehen«, »Es wird schon für etwas gut sein.«).
- Nur »halb« da sein, innerlich weggehen.

Zurückhaltung ist geboten mit der weit verbreiteten Formulierung »Ich kann gut nachempfinden, wie Sie sich fühlen«. Die Formulierung ist nur stimmig, falls die helfende Person tatsächlich zum Nachempfinden in der Lage ist, etwa weil sie Ähnliches erlebt hat. Vieles von dem, was psychiatrische Klienten erleben, können wir aber nicht nachempfinden, weil es weit vom eigenen Erfahrungshintergrund entfernt ist. In diesem Fall wäre die stimmigere Formulierung: »Ich kann mich *kaum* in das einfühlen, was Sie da gerade durchmachen.«

Wenn sich der Klient offensichtlich in einem Trauerprozess befindet, möglicherweise auch selbst davon berichtet, ist die oben beschriebene tragende Begleitung zentral. Leider haben viele psychiatrische Klienten aber gar keinen oder einen sehr schlechten Zugang zur Trauer, selbst in ganz offensichtlichen Trauersituationen. Manchmal ist es möglich, dem Klienten zu helfen, seine Trauer wahrzunehmen. Dies kann etwa geschehen, indem übliche Rituale wie die Teilnahme an einer Beerdigung organisiert werden. In Einzelgesprächen kann Zugang zur Trauer gefördert werden, indem über die verstorbene Person gesprochen wird, der Helfende nach Fotos des Verstorbenen fragt oder davon berichtet, wie es ihm in der Situation des Klienten möglicherweise gehen würde. Außer in besonderen Fällen sollte auf keinen Fall in einer Trauersituation die Medikation erhöht werden, da dadurch der Zugang des Betroffenen zur Trauer weiter erschwert wird und die Gefahr größer wird, dass sich eine komplizierte Trauer entwickelt.

Für Trauerprozesse bezüglich Einschränkungen und Verluste infolge der Erkrankung bietet sich im Rahmen einer recoveryorientierten Arbeit das Gruppengespräch an. Oft ist es leichter, den eigenen Schmerz wahrzunehmen, wenn auch andere davon berichten, wie belastend bestimmte Verluste für sie waren. Außerdem bietet sich die Hinzuziehung eines Peermitarbeiters an, da diese von ihren eigenen Trauererfahrungen berichten können.

? Wie leicht oder schwer fällt es mir, die Traurigkeit eines Klienten mitzutragen? Wie stark ist mein Impuls, ihn zu trösten, um die Empfindung damit zu beenden ?

Ärger

Ärger ist ein evolutionär überlebensnotwendiges Gefühl, da unsere Vorfahren über Hunderttausende von Jahren mit Bedrohungssituationen konfrontiert waren, in denen sie sich für Kampf oder Flucht entscheiden mussten. Ärger und Wut haben vor allem die Funktion, uns bei Übergriffen zu schützen, dem anderen Grenzen aufzuzeigen und im Extremfall sogar den anderen anzugreifen, falls das notwendig sein sollte.

Viele unserer Klientinnen und Klienten haben häufig heftige Wut, die sie entweder gegen sich selbst oder gegen andere richten. Es kann zu selbstschädigenden Verhaltensweisen, zu Aggressionen und zu Kontrollverlusten kommen. Bei einzelnen Krankheitsbildern wie Borderline ist die Wut oft sehr dominant und ein zentrales Element. Obwohl ein Zuviel an Ärger und Wut im psychiatrischen Alltag immer wieder anzutreffen ist, gibt es auch ein Zuwenig an Ärger. So haben Traumaklienten manchmal gar keinen Zugang zu ihrer Wut. Aufgrund der Traumatisierung sind das Empfinden von Ärger und ihr Ausdruck gehemmt. Es wäre zu gefährlich gewesen, sich dem Täter aggressiv entgegenzustellen, daher kommt es zu einer Wutblockade, die auch im späteren Leben anhalten kann. Andere Klienten neigen aufgrund ihrer Charakterstruktur oder bestimmter biografischer Erfahrungen dazu, selten oder nie ärgerlich zu werden. > Traumareaktionen, Seiten 71 f., 121 f.

Häufig ist Ärger weder funktional noch adaptiv. Situationen, in denen wir uns wirklich behaupten und für unsere Grenzen und Rechte eintreten müssen, gibt es natürlich weiterhin. Ärger tritt aber auch als Folge vieler anderer Auslöser auf und ist sehr oft eine sekundäre Emotion, also eine Emotion, die andere Gefühle verdeckt. Ärger tarnt dann meistens verletzlich machende Gefühle wie Ohnmacht, Angst, Scham oder Verlassenheitsempfinden. > Primäre Emotionen, Seiten 62 f.

BEISPIEL

Als der Mitarbeiter seiner Klientin im Betreuten Einzelwohnen mitteilt, dass er in 14 Tagen in die Ferien gehen wird, reagiert die Klientin zunächst unbeteiligt. Im Verlauf des Gesprächs wird sie aber aufgrund einer Nichtigkeit sehr ärgerlich. Sie greift ihn an und schildert schließlich, dass sie schon länger überlege, die Therapie zu beenden. Außerdem gehe es ihr zunehmend schlechter und sie fühle sich von ihm überhaupt nicht unterstützt.

ABBILDUNG 17

Ärger-Eisberg: Empfindungen, die sich hinter Ärger verbergen

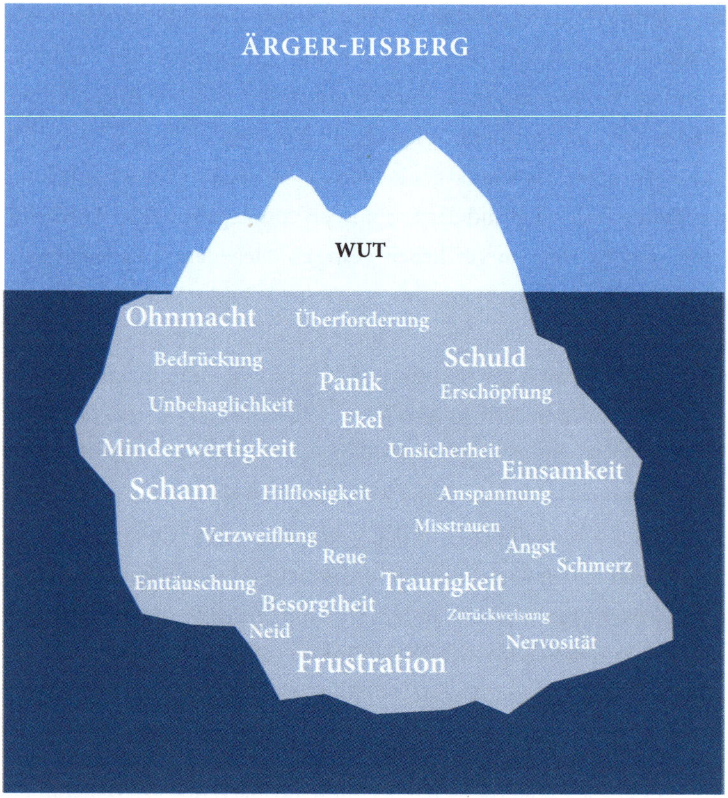
ÄRGER-EISBERG
WUT
Ohnmacht
Überforderung
Bedrückung
Schuld
Panik
Erschöpfung
Unbehaglichkeit
Ekel
Minderwertigkeit
Unsicherheit
Einsamkeit
Scham
Hilflosigkeit
Anspannung
Misstrauen
Verzweiflung
Angst
Reue
Schmerz
Enttäuschung
Traurigkeit
Besorgtheit
Zurückweisung
Neid
Nervosität
Frustration

Handelt es sich beim Ärger um eine sekundäre Emotion, so ist es nicht hilfreich, ihn auszudrücken. Der in manchen Therapiekreisen verbreitete Spruch »Wut tut gut« stimmt nur dann, wenn die Wut adaptiv ist. Handelt es sich jedoch um eine Deckemotion, so tritt eine Veränderung erst dann ein, wenn die hinter der Wut befindliche Emotion ehrlich angeschaut werden kann. Andernfalls führen Ärger- und Wutausbrüche eher zu einer langfristigen Zunahme von Ärger und Wut.

Die verborgene Emotion ist vielfach für Fachpersonen relativ offensichtlich. Das bedeutet aber noch nicht, dass sie auch kommunikativ zugänglich ist. Die Gefühle können so stark abgewehrt sein, dass der Betroffene sie selbst gar nicht benennen kann. Da sie meistens sehr schambehaftet sind, ist ein proaktives Nachfragen (»Könnte es sein, dass Sie Angst haben« oder »… dass Sie sich verletzt fühlen«) immer mit dem Risiko verbunden, dass die Empfindung vom Klienten abgestritten werden »muss«. Ist die Beziehung zum Klienten aber gut und von Vertrauen geprägt, kann es durchaus gelingen, über die hinter dem Ärger verborgenen Empfindungen zu sprechen.

Wenn der Klient einen berechtigten Ärger hat, der Ärger also eine primäre adaptive Emotion ist, ist die sinnvolle professionelle Reaktion darauf klar: Der Ärger wird als berechtigt interpretiert und der Klient wird dabei unterstützt, den Ärger zu zeigen. Beispielsweise könnte ein Klient Ärger einem Familienmitglied gegenüber empfinden, weil er von diesem bevormundet und nicht als Erwachsener behandelt wird. Der Klient würde dann darin unterstützt, seinen Ärger anzusprechen und auf einen weniger bevormundenden Umgangsstil zu bestehen. Dies kann in Form kleiner Rollenspiele oder einer Planung der Situation gelingen: »Wie sagen Sie Ihrer Mutter, dass Sie sich über sie geärgert haben?«

Wenn der Klient die mit dem Ärger verbundenen Handlungsimpulse kaum regulieren kann, sind Ärger-Notfallstrategien notwendig. Dabei wird noch gar nicht die eigentliche Ärgerdynamik reflektiert, die Ursachen für den Ärger sind zunächst relativ unbedeutend. Es werden dem Klienten stattdessen Strategien vermittelt, mit denen negative Folgen des Ärgers und der Impulskontrollstörung vermieden werden. Solche Strategien können aus kognitiver Ablenkung oder aus der Beschäftigung mit unbedeutenden Tätigkeiten bestehen. >Notfallskills, Seiten 105 f.

BEISPIEL

Ein Betroffener, der seine Wut oft nicht kontrollieren kann und dadurch schon viele Konflikte in seinem sozialen Umfeld provoziert hat, hat selbst eine Ärgerkontrollstrategie erfunden: In Situationen, in denen er für gewöhnlich impulsiv seine Wut ausdrückt, malt er mit der Zunge eine endlose Acht im Mundraum. Er konzentriert sich möglichst stark auf diese Handlung, um sich und andere vor ungesteuerten Wutausbrüchen zu schützen.

Auch wenn das Wegdrücken des Ärgers in Notfallsituationen durchaus wünschenswert ist, so sollte es doch möglichst wenig eingesetzt werden. Studien zeigen, dass das Wegdrücken des Ärgers längerfristig den Ärger sogar noch verstärken kann.

Wenn der Klient überreguliert ist und kaum einen Zugang zu seinem Ärger hat, wird das oft von Fachpersonen gar nicht als problematisch eingestuft. Doch ein Mangel an Ärger kann zahlreiche negative Folgen haben und darf daher, wie andere Überregulationen auch, nicht einfach hingenommen werden. Klienten, die keinen Zugang zu ihrem Ärger haben, tun sich oft schwer mit der Befriedigung ihrer Bedürfnisse. Sie lassen es zu, dass eigene Belastungsgrenzen überschritten werden, und stehen in der Gefahr, von anderen ausgenutzt oder gar für die Erfüllung derer Bedürfnisse missbraucht zu werden. Fachpersonen sollten Klienten darin unterstützen, Ärger wahrzunehmen und auch auszudrücken.

Ähnlich wie bei der Angst geht es dann darum, den Ärger zu normalisieren, also als zum Leben zugehörig zu vermitteln. Fachpersonen können dabei als Modell dienen und von ihrem eigenen Ärger berichten. Klienten, die keinen Zugang zu ihrem Ärger haben, kommen oft gar nicht auf die Idee, dass man in einer bestimmten Situation auch ärgerlich werden könnte, anstatt sich beispielsweise zurückzuziehen oder angepasst zu verhalten. Daher ist Modelllernen hier hilfreich. Oft ist der Ausdruck von Ärgergefühlen mit Angst assoziiert und wird deshalb vermieden. Dann gilt es zu klären, woher die Angst kommt. Die Angst ist in solchen Fällen die sekundäre Emotion, die die Ärgerwahrnehmung behindert.

? Welche Gefühle und Empfindungen verbergen sich bei mir im professionellen Kontext oft hinter Ärger ?

Freude

Zu den angenehmen Gefühlen gehören Empfindungen wie Freude, Geborgenheit, Zufriedenheit, Dankbarkeit, Sicherheit, Interesse bzw. Neugierde oder Verbundenheit. Auch Empfindungsqualitäten wie Ruhe, Frieden, Gelöstheit, Lebendigkeit und Wachheit sind wichtig, damit Menschen ihr Leben als lebenswert empfinden. Diese Gefühle werden von verschiedenen Menschen in sehr unterschiedlicher Häufigkeit und Intensität erlebt. Sind sie jedoch gar nicht oder kaum vorhanden, so ist das Wohlbefinden beeinträchtigt.

Im Recoveryansatz wird betont, dass das Ziel der Behandlung nicht einzig in Symptomfreiheit und dem Vermeiden weiterer Krisen bestehen kann, sondern der Klient wie jeder andere Mensch auch ein zufriedenes Leben führen möchte (Knuf 2016 b; Amering & Schmolke 2011). Zufriedenheit und Wohlbefinden sind damit Ziele (sozial-)psychiatrischer Unterstützung. Schmerzhafte Gefühle lassen sich besser bewältigen, wenn wir auch Zugang zu angenehmen Empfindungen haben. Daher ist es nicht wünschenswert, den Fokus einseitig auf die Beseitigung unangenehmer Empfindungen zu legen, sondern die Förderung angenehmer Empfindungen sollte selbstverständlicher Baustein jeder psychosozialen Arbeit sein.

Im Modell der drei Emotionssysteme nach Paul Gilbert gehören die freudvollen Empfindungen mehrheitlich zum sogenannten Fürsorge- und Beruhigungssystem, das bei vielen psychiatrischen Klienten, zum Beispiel aufgrund einer Traumaerfahrung, unteraktiviert ist. Wird dieses emotionale System »hochgefahren«, so wird es damit möglich, andere Emotionssysteme, etwa das Angstsystem, herunterzuregulieren. Wir können also nicht nur direkt auf die unangenehmen Gefühle Einfluss nehmen, sondern haben auch die indirekte Möglichkeit über die Aktivierung angenehmer Empfindungen. > Emotionssystem, Seiten 30 ff., 39 f.

Angenehme Empfindungen wie Freude sind von Natur aus nie konstant vorhanden. Selbst wenn sie sich einstellen, klingen sie zumeist nach relativ kurzer Zeit wieder ab. Auch dieses Prinzip ist letztlich evolutionär bedingt. Für unser Überleben ist es ausgesprochen sinnvoll, angenehme Empfindungen zu verspüren, etwa wenn unsere Bedürfnisse erfüllt sind. Es hat für das Überleben aber keinen Sinn, zu lange in diesem angenehmen Empfinden zu verweilen, weil schon neue Aufgaben anstehen: Das Eichhörnchen, das sich tagelang über die gefundene Nuss freut, lebt kürzer als jenes, das sich kurzfristig freut und dann weiter Nüsse sucht.

Insgesamt sind wir Mitarbeitende oft zu sehr mit den unangenehmen Zuständen beschäftigt. Das liegt unter anderem daran, dass Klienten sich bei heiklen emotionalen Empfindungen an uns wenden, beispielsweise zum Klagen oder um eine Bedarfsmedikation einzufordern. Außerdem definieren sich viele Fachleute in erster Linie als *Problem*löser. Es wird also erwartet, dass der Klient mit einem Problem oder einer Schwierigkeit kommt und der Helfer eine Lösung dafür findet bzw. zu finden hilft. Gerade in Zeiten von Personalnot und komplexen Krankheitsbildern ist die Gefahr zudem groß, dass Helfer nur auf Probleme reagieren und ansonsten »froh« sind, wenn der Klient gerade keine Unterstützung braucht.

Im sozialpsychiatrischen Kontext wird vor allem über Aktivitätsaufbau versucht, angenehme Empfindungen beim Klienten zu fördern. Depressive, aber auch andere Klienten werden ermutigt, Aktivitäten aufzunehmen, die bereits als angenehm erlebt wurden. Sie sollen auch dann diese Aktivitäten praktizieren, wenn sie zunächst noch nicht als schön erlebt werden. Untersuchungen zeigen, dass die gedrückte Stimmung dann eher abklingt, auch wenn die Aktivität zunächst keine Freude macht. In einem etwas systematischeren Ansatz zum Aufbau positiver Aktivitäten können anhand von vier Fragen angenehme Tätigkeiten zusammengetragen werden:

- Was haben Sie *früher* gerne gemacht?
- Was tut Ihnen heute gut?
- Was würden Sie gerne mal ausprobieren? Wovon haben Sie immer schon geträumt?
- Ich als Fachperson habe auch noch Anregungen, was Sie ausprobieren könnten.

Mittels Biografiearbeit und ressourcenorientierter Fragen (Knuf 2016 b) können bisherige und gegenwärtige angenehme Tätigkeiten zusammengetragen werden, mittels Listen (siehe etwa DBT-Programm, Bohus & Wolf 2009) können diese durch Aktivitäten ergänzt werden, die für viele Menschen stärkend sind.

Neben Aktivitäten, die als angenehm erlebt werden, gibt es zahlreiche weitere Möglichkeiten, um freudvolle Empfindungen zu kultivieren. Beispiele sind etwa:

Freudenbiografie: Zusammentragen schöner Lebenserfahrungen und Lebensphasen, besondere Ereignisse wie Urlaube, Heirat, Geburt der Kinder etc. Auch wenn der Fokus dabei auf angenehmen Erfahrungen liegt, sollten auch möglicherweise mitaktivierte schmerzhafte Empfindungen Raum bekommen (Kast 2013).

Dankbarkeitstagebuch: Sehr gut erforschte und wirkungsvolle Methode zur Kultivierung angenehmer Empfindungen. Es wird zusammengetragen, wofür der Klient dankbar sein könnte bzw. wofür er Dankbarkeit empfindet. Dies sollten sowohl bisherige Erfahrungen sein, aber auch gegenwärtige Situationen und Augenblicke. Diese Methode stellt die Anspruchshaltung gegenüber dem Leben infrage und kultiviert Demut.

Freudentagebuch: Zusammentragen gegenwärtiger freudvoller Empfindungen: »Was ist mir heute Schönes widerfahren? Wann habe ich mich heute wohlgefühlt? Was ist mir gelungen?« Diese Erfahrungen werden beispielsweise am Abend notiert.

Aufmerksamkeitsausrichtung auf angenehme Empfindungen: Ein Häufchen kleiner Steinchen, Trockenbohnen oder Ähnliches in eine Hosentasche stecken und bei einer angenehmen Erfahrung während des Tages jeweils ein Steinchen in die andere Hosentasche tun.

Freudenbiografie, Dankbarkeitstagebuch und andere ressourcenorientierte Methoden sind bei Menschen in schweren depressiven Krisen nicht nutzbar, da die Betroffenen aufgrund der Depression keinen Zugang zu angenehmen Erfahrungen und Erinnerungen haben. Betroffene können dadurch in ihrem Erleben von Ausweglosigkeit und nicht vorhandener Fähigkeiten und Ressourcen sogar noch bestärkt werden.

Manche Klienten können angenehme Empfindungen nicht zulassen. Schöne Erfahrungen werden teilweise sabotiert oder abgestritten. Sie haben eine unglaubliche Fähigkeit, Fortschritte und angenehme Empfindungen sofort wieder zunichtezumachen. Dahinter steckt natürlich kein böser Wille, sondern eine spezifische innerpsychische Dynamik, die verstanden werden muss. Es gibt verschiedene Gründe, warum Klienten angenehme Empfindungen nicht aushalten. Typischerweise tritt dieses Phänomen bei Traumaklienten auf, für die es sich aufgrund der Traumaerfahrung oft nicht »richtig« anfühlt, wenn Menschen gut mit ihnen umgehen oder ihnen etwas gelingt. Zuwendung und Lob können dann manchmal negative Folgen wie Selbstverletzungen nach sich ziehen. Andere Klienten haben Probleme mit angenehmen Empfindungen und dem persönlichen Gelingen, weil sie befürchten, dass professionell Tätige sie dann zukünftig weniger unterstützen.

BEISPIEL

> Eine Betroffene hat deutliche Entwicklungsschritte gemacht. Sie befürchtet aber ein Zurücknehmen der professionellen Hilfe, wenn die Fachpersonen von diesen Veränderungen wüssten. Die Klientin verheimlicht sie daher und spricht sie nicht an, um die gegenwärtige Hilfe nicht zu verlieren.

? Wie reagiere ich darauf, wenn es einem Klienten gut geht? Bin ich zur Mitfreude in der Lage? Gibt es bei mir den Impuls, mich rasch wieder Problemen zuzuwenden ?

Wie können Helfende gut mit ihren eigenen Gefühlen umgehen?

Gefühle der Fachpersonen und der Klienten – Auslöser

Auch Fachpersonen selbst sind mit sehr vielen eigenen Gefühlen konfrontiert. Es wäre zu einfach, zu sagen, sie dürften sich von den Gefühlen ihrer Klienten nicht »anstecken« lassen oder die Gefühle sollten den Klientinnen und Klienten nicht gezeigt werden. Diese Haltung wird aber manchmal in Teams und im Konzept einer »professionellen Distanz« vertreten. Genauso wenig ist es wünschenswert, mit allen Gefühlen des Klienten empathisch mitzuschwingen und sich berühren zu lassen. Wie Fachpersonen mit ihren Gefühlen umgehen, sollte davon abhängig sein, um welche Gefühle es sich handelt und in welchem Bezug diese Gefühle zum Klienten stehen.

Viele unserer Gefühle haben mit unseren Klienten rein gar nichts zu tun. Längst nicht jedes Gefühl im Verlauf der Arbeit ist ein sogenanntes Gegenübertragungsgefühl, das etwas über die Empfindungslage des Klienten aussagen würde oder durch den Klienten ausgelöst wurde. Wir alle erleben Gefühle, die durch unsere Persönlichkeitsstruktur, unsere Lebenssituation oder aktuelle Begebenheiten ausgelöst werden. So neigt vielleicht eine Person dazu, schnell ärgerlich zu werden, eine andere befindet sich gerade in einer schwierigen Lebensphase und wird oft von Traurigkeit eingeholt. Diese emotionalen Empfindungen gehören nur dann in den Klientenkontakt, wenn davon ausgegangen werden kann, dass es für den Klienten in irgendeiner

Hinsicht *positive* Folgen haben könnte. Dies ist beispielsweise dann der Fall, wenn die Beziehung zum Klienten durch die Schilderung dieser Gefühle verbessert werden kann oder wenn sich der Klient in seinem eigenen Erleben besser verstanden fühlt. Ansonsten gehören diese Gefühle eher in die eigene Therapie oder in die Supervision bzw. in Reflexionsgespräche im Team.

Daneben werden Gefühle durch den Klientenkontakt *ausgelöst.* Sie sind eine hochgradig systemische Angelegenheit. Ähnlich wie Vögel gemeinsam davonfliegen, wenn sie sich bedroht fühlen, so reagieren Menschen auch auf die emotionalen Signale, die wir an anderen wahrnehmen. Wir haben, je nach Persönlichkeit unterschiedlich abgestuft, eine sehr gut ausgeprägte Wahrnehmungsfähigkeit für die verschiedenen emotionalen Empfindungen anderer. Daher sind Gefühle ansteckend, angenehme wie unangenehme.

Mittels unserer sogenannten Spiegelneurone werden Empfindungen bei anderen »gelesen« und teils nachempfunden. So können Mitarbeitende und Klienten ähnliche aktuelle Themen haben. Ist der Klient beispielsweise mit einem Konflikt in der Herkunftsfamilie konfrontiert und ist die Fachperson in einer ähnlichen Auseinandersetzung, können bei ihr natürlich die damit verbundenen Emotionen auftauchen. Durch Klienten werden Helfende zudem mit existenziellen Themen konfrontiert: Tod, Einsamkeit oder Scheitern. Beschäftigt sich der Klient mit der Frage nach dem Sinn des Lebens, so kann genau dieses Thema beim Helfenden auch aktiviert werden und die zugehörigen Emotionen auslösen.

Außerdem werden sehr viele Gefühle von Mitarbeitenden durch das Verhalten des Klienten ausgelöst. Wenn ein Klient davon spricht, dass er nicht mehr leben möchte, kann das bei der Fachperson Gefühle von Angst oder Ohnmacht auslösen. Bestimmte Verhaltensweisen können Ärger hervorrufen, etwa wenn der Klient Hilfeangebote immer wieder ablehnt. Körpergeruch, Essverhalten oder Ähnliches aktivieren womöglich Ekel.

Eine kleine Kritik am Konzept der professionellen Distanz

Zu einem wünschenswerten Umgang mit Gefühlen gehört es maßgeblich, flexibel mit den eigenen Gefühlen umgehen zu können, sie also für sich zu behalten, wenn das sinnvoll ist, und eigene Gefühle zu zeigen, wenn das für den Klienten oder die therapeutische Beziehung dienlich sein könnte. Mit einem offenen Umgang mit Gefühlen tun wir Helfenden uns jedoch oft schwer, denn die meisten von uns haben in ihrer Ausbildung das Konzept der professionellen Distanz gelernt, nach dem eine Fachperson möglichst wenig von sich preisgeben sollte und die eigenen Gefühle nicht oder nur sehr wenig gezeigt werden sollen. Dieses Konzept birgt gerade in Bezug auf den Umgang mit Gefühlen einige Risiken, und zwar für unsere Klienten wie auch für uns Helfende. Gefühle der Helfenden können schlechter verarbeitet werden, wenn sie weggedrückt werden, Klienten erhalten ein ungünstiges Modell, wenn sie von Fachpersonen lernen, dass Gefühle am besten nicht gezeigt werden sollten.

BEISPIEL

Eine Mitarbeiterin erzählte, dass sie ihren alten und kranken Hund einschläfern lassen musste. Dies war für sie eine schreckliche Situation. Sie kam tieftraurig vom Tierarzt und ging anschließend direkt zum Arbeiten in die Tagesstätte. Dort wollte sie die Klienten nicht belasten und versuchte daher, sich nichts anmerken zu lassen. Ziemlich bald wurde sie jedoch von einer Borderlinebetroffenen darauf angesprochen, ob es ihr heute nicht gut gehe.

Erst stritt sie das ab und behauptete, alles sei in Ordnung. Doch dann konnte sie ihre Tränen nicht länger verbergen und schilderte der Klientin, dass sie ihren Hund heute Morgen habe einschläfern lassen müssen. Die Klientin reagierte sehr angemessen und schilderte, dass sie sich das ganz schlimm vorstelle und den Schmerz der Mitarbeiterin sehr gut verstehen könne.

Das Beispiel zeigt gut, wie aus einem am Konzept der professionellen Distanz orientierten Umgangsstil Verhaltensweisen hervorgehen, die sowohl für uns Helfende als auch für die Klienten problematisch sind. Abhängig vom jeweiligen Klienten kann es sinnvoller sein, den eigenen Schmerz zu zeigen. Im Beispiel spürt die Klientin bereits, dass »etwas« ist, und erlebt die Mitarbeiterin als verändert. Hier ein Gefühl verstecken zu wollen wirkt wie ein Geheimnis. Von der Offenheit eigenen Gefühlen gegenüber würde die Klientin letztlich auch profitieren. Sie erfährt, dass Schmerz zum Leben existenziell dazugehört und nicht nur sie als psychisch erkrankte Person mit leidvollen Gefühlen zurechtkommen muss, sondern Helfende genauso. Im günstigen Fall könnte die Mitarbeiterin ein Modell für einen heilsamen Umgang mit Gefühlen sein, nämlich sich mit dem Gefühl nicht zu verstecken oder sich nicht dafür zu verurteilen, sondern offen und annehmend mit den eigenen Empfindungen verbunden zu bleiben. Diese Chance jedoch wird vertan, wenn, wie im Beispiel, von den Mitarbeitenden abgestritten wird, überhaupt emotional berührt zu sein. Dadurch wird die Klientin möglicherweise in der Wahrnehmung ihrer ja richtigen Empfindung verunsichert und erlebt eine weitere Erfahrung von Invalidierung.

Es gibt mehrere Klientengruppen, bei denen ein distanzierter Verhaltensstil der Fachleute besonders problematisch ist, beispielsweise Borderlineklienten oder Menschen mit langwierigen Depressionen. Oft wird die professionelle Distanz als Ablehnung der eigenen Person interpretiert (»Der verhält sich so zurückhaltend, weil mit mir etwas nicht stimmt«). Die Folge davon kann sogar sein, dass sich die psychische Problematik verstärkt. So ist bei Borderlineklienten zu beobachten, dass ein sehr distanzierter Beziehungsstil Gefühle von Scham, Einsamkeit, Isolation oder sogar Selbsthass aktivieren kann und diese Gefühle dann mit destruktiven Regulationsstrategien wie Selbstverletzungen zu bewältigen versucht werden. Gleich mehrere Therapiemethoden betonen, dass der Helfende als Person emotional spürbar sein sollte. So können etwa nach Ansicht der Schematherapie jene Therapeuten, die sehr distanziert, unberührbar und unemotional wirken, für Borderlinepersonen weniger hilfreich sein und werden deshalb von der Arbeit mit dieser Klientengruppe ausgeschlossen (Young u. a. 2005).

In den modernen Psychotherapiemethoden wurde das Konzept der professionellen Distanz weitestgehend aufgegeben und durch ein Konzept ersetzt, in dem es um eine *angemessene* Balance von Nähe und Distanz geht. So üben in den achtsamkeitsbasierten Therapiemethoden Klienten und Helfer zusammen Achtsamkeit und nehmen teils an denselben Übungen und Gruppentreffen teil. In der Schematherapie wird von der »begrenzten Nachbeelterung« gesprochen, womit gemeint ist, zeitweise elternähnliche Fürsorgefunktionen für den Klienten zu übernehmen. In der sich zunehmend verbreitenden CBASP, einer Therapiemethode speziell für die Arbeit mit langjährig depressiven Klienten, wird das Mitteilen eigener Gefühle und die Bereitschaft, sich als Helfer persönlicher einzubringen, als »diszipliniertes persönliches Einlassen« (DPE) bezeichnet (Brakemeier u. a. 2012). Auch in heutigen psychodynamischen Arbeitsweisen ist das alte Abstinenzgebot relativiert worden.

Natürlich geht es nicht darum, intimste Informationen von sich preiszugeben und ein freundschaftliches, Grenzen verwischendes Verhältnis zum Klienten zu pflegen. Fachperson und Klient begegnen sich in einem professionellen Kontext und die damit verbundene Distanz sollte gewahrt werden. Zugleich bedeutet der professionelle Kontext aber auch, dass die Beziehung und die innere Empfindungswelt beider sehr wichtig sind. Inwieweit wir Mitarbeitende uns dem Klienten gegenüber zeigen, entscheiden vor allem wir selbst. Es darf keinen Zwang zur Selbstöffnung geben. Fachpersonen sollten sich aber darüber im Klaren sein, dass ohne ein gewisses Maß an Selbstöffnung die geforderte professionelle Arbeit nicht geleistet werden kann. Ob ein Mitarbeiter vor einem Klienten Tränen zeigt, wie viel jemand vom inneren Empfindungen nach einer Trennung oder einer Verlusterfahrung mitteilt, das muss jeder für sich entscheiden. Es ist aber auch vom Team und der dort herrschenden Kultur abhängig. Wichtig ist, dass das Thema von Nähe und Distanz immer wieder reflektiert wird und Ängste und Chancen angesprochen werden.

Emotionale Resonanz

Vor allem wenn der Klient Gefühle erlebt, die in der Situation angemessen sind, ist es hilfreich, wenn die Fachperson sich von diesen Gefühlen berühren lässt und emotional mitschwingt. Dadurch kann sie dem Klienten helfen, seine eigenen Gefühle besser wahrzunehmen und diese auch zu tragen. Dieser Prozess wird auch als »emotionale Resonanz« (Nissen & Sturm 2018; Plassmann 2019) bezeichnet. Daraus kann ein heilsamer Prozess resultieren, der verglichen werden kann mit der Art und Weise, wie Eltern auf eine gute Art mit den Gefühlen ihrer Kinder umgehen. Sie sind bereit, sich von den Gefühlen ihrer Kinder berühren zu lassen, sie vermitteln dem Kind, dass das Gefühl »sein« darf, und tragen es zeitweise mit, bis es sich wieder auflöst. Dadurch verliert das Kind die Angst vor den eigenen Gefühlen und entwickelt zunehmend die Fähigkeit, diese allein zu tragen, es erlebt, dass andere Menschen hilfreich zur Verfügung stehen, und macht die Erfahrung, dass Gefühle kommen und gehen. > Primäre adaptive Gefühle, Seiten 62 f.

Durch das Mitschwingen kann der Betroffene das Gefühl leichter erkunden und aushalten. Die Emotionstoleranz nimmt zu. Es ist fast, als würde ein Gefühl »verdünnt«, indem andere es nachempfinden. Der Leitspruch »Geteiltes Leid ist halbes Leid« hat tatsächlich seine Berechtigung. Nur so lässt sich beispielsweise die Wirkung von Selbsthilfegruppen erklären, denn an Gruppenabenden werden meistens keine Lösungen für die Probleme der Teilnehmenden gefunden, sondern gemeinsame Erfahrungen ausgetauscht und Schwierigkeiten offenbart. Schon durch die Resonanz der anderen tritt eine Erleichterung ein. Für die therapeutische Qualität ist es wünschenswert, die Fähigkeit der Resonanz zu kultivieren, was vor allem durch das Öffnen für die eigenen Gefühle gelingt.

Diese emotionale Resonanz ist eine sehr anspruchsvolle Qualität. Sie setzt voraus, dass die Fachperson innerlich offen für die Empfindungen des Klienten und in der Lage ist, diese Empfindung zu spüren und auch zu halten. Die Grundhaltung ist von Präsenz, Annahme und Mitgefühl geprägt.

Es gibt zahlreiche Gründe, warum die Fachperson generell oder momentan nicht zur Resonanz in der Lage ist. So kann sie selbst gerade in einer emotional belastenden Situation sein oder das Thema des Klienten löst bei der Fachperson Gefühle aus, die sie selbst nicht tragen kann, sodass sie sich deshalb innerlich vor der emotionalen Resonanz schützt. Wenn die Beziehung zum Klienten aktuell schwierig ist oder es zwischen Klient und unterstützender Person generell keine »Passung« gibt, kann es sein, dass keine emotionale Resonanz möglich ist. Es kann sogar sein, dass die Fachperson generell nicht zur emotionalen Resonanz in der Lage ist, etwa weil sie eine eher alexithyme Persönlichkeitsstruktur hat.

BEISPIEL

Eine Klientin erzählt davon, dass sie eine Schwester habe, mit der sie sich sehr verbunden fühlt. Diese Schwester unterstütze sie, ohne sich zu sehr in ihr Leben einzumischen. Sie hätten immer schon ein sehr freundschaftliches Verhältnis gehabt und sie fühle sich von ihr geliebt und angenommen. Die Mitarbeiterin selbst hat ein sehr problematisches und distanziertes Verhältnis zu ihren Geschwistern. Sie nimmt wahr, wie traurig sie über ihre eigene Biografie wird, während sie der Klientin zuhört. Außerdem bemerkt sie, dass sie neidisch auf die Klientin wird, sich innerlich abschottet und der Klientin gar nicht rückmelden kann, wie schön es ist, dass sie einen so guten Kontakt zu ihrer Schwester hat. > Alexithymie, Seiten 52 f.

Wenn ein Mitarbeiter oder eine Mitarbeiterin aus welchen Gründen auch immer zum emotionalen Mitschwingen nicht in der Lage ist, sollte dies im Team offen besprochen werden. So lässt sich entscheiden, ob ein Bezugspersonenwechsel sinnvoll erscheint, oder es kann geklärt werden, warum die Fachperson zum emotionalen Mitschwingen nicht in der Lage ist. Schwieriger ist es für Fachpersonen, die nicht oder kaum in ein Team eingebunden sind. Sie brauchen einen sehr hohen Grad an Selbstreflexion, um ihre inneren Prozesse wahrzunehmen, oder Supervision.

Emotionale Abgrenzung

Es gibt viele Gefühle unserer Klienten, von denen wir uns nicht berühren lassen sollten. Dies betrifft vor allem die instrumentellen, die sekundären und die primären maladaptiven Gefühle. Bei instrumentellen Gefühlen bedarf es einer emotionalen Abgrenzung, da man ansonsten sogar dem Klienten schaden kann. Instrumentelle Gefühle stehen in der Funktion, beim Gegenüber eine bestimmte Reaktion zu erzeugen. So erfährt die Klientin beispielsweise mehr Aufmerksamkeit, wenn sie ausgiebig davon berichtet, wie schlecht es ihr geht und wie verzweifelt sie ist. Lässt sich die Fachperson nun davon berühren, wird die Klientin höchstwahrscheinlich zukünftig noch mehr auf diese ungünstige Verhaltensweise zurückgreifen. Eine emotionale Abgrenzung ist ebenso bei sekundären Emotionen wünschenswert. Da es sich gar nicht um das ursprüngliche Gefühl handelt, sollte die Fachperson diese Dynamik erkennen, um sich so vom Gefühl des Klienten besser distanzieren zu können.

BEISPIEL

Eine Klientin ist sehr wütend auf ihre Bezugsperson im ambulanten betreuten Wohnen. Sie greift die Mitarbeiterin offen an, macht ihr wiederholt Vorwürfe und sendet SMS, in denen sich die Angriffe fortsetzen. Die Mitarbeiterin prüft die Vorwürfe und bespricht sie auch in einer Intervision. Sie kommt zu dem Ergebnis, dass die Vorwürfe nicht berechtigt sind und womöglich Folge der Verzweiflung der Klientin darüber sind, dass sich erwünschte Fortschritte bisher noch nicht eingestellt haben. Dies erleichtert es ihr sehr, nicht ebenfalls wütend zu werden. Da sie eine langjährige Beziehung zur Klientin hat, die meistens tragfähig war, bespricht sie das offen mit ihrer Klientin und schildert ihr, dass sie gerne weiterhin mit ihr arbeiten würde. Außerdem beschreibt sie, was die Vorwürfe und Angriffe mit ihr machen. Der Klientin ist es möglich zu schildern, wie oft sie in ihrem Leben bereits Vorwürfen und Ablehnung ausgesetzt war.

PRIMÄRE MALADAPTIVE EMOTIONEN Primäre maladaptive Emotionen sind Gefühle, die biografisch verankert sind, sich in der Gegenwart zeigen, aber nicht der gegenwärtigen Realität entsprechen. Deshalb ist es nicht hilfreich, wenn sich Fachpersonen emotional zu stark auf sie einlassen, denn dadurch würde der Klient eher in der Überzeugung bestärkt, dass das Gefühl angemessen ist, als dass ihm eine realistische Einschätzung des Ursprungs dieses Gefühl gelingen würde. Hier bedarf es von professioneller Seite dennoch des Mitgefühls für das Kind von damals. Besondere Aufmerksamkeit ist geboten bei Gefühlen, die infolge von Traumatisierungen entstanden sind. Sie sind nämlich oft sehr heftig, drängend und haben vielfach ein sehr destruktives Potenzial. Sie können so stark sein, dass es zu einer sogenannten sekundären Traumatisierung kommt, das heißt, die Fachperson erlebt selbst eine Traumatisierung durch die Schilderungen und die damit verbundenen emotionalen Reaktionen.

Im Alltag ist vielfach zu beobachten, dass Fachpersonen sowohl zu einer emotionalen Resonanz als auch zu einer emotionalen Abgrenzung in der Lage sind. Es ist aber immer wieder auch ein Mangel an diesen Fähigkeiten beobachtbar.

? Fällt mir persönlich eher die emotionale Abgrenzung oder die emotionale Resonanz leicht? Bin ich im Berufsalltag genügend abgegrenzt? Bin ich bereit, mich genügend berühren zu lassen ?

Unbeliebte Gefühle unter Helfenden

Es gibt einige Gefühle, die von den meisten Fachpersonen als besonders schwierig erlebt werden. Sie sind oft tabuisiert, fühlen sich sehr unangenehm an oder sind mit unserem professionellen Selbstverständnis nicht in Einklang zu bringen. Dazu gehören unter anderem Ohnmacht, Ekel, Angst und Ärger.

PROFESSIONELLE OHNMACHT Ohnmachtsempfinden ist ein generell unbeliebtes Gefühl, da Ohnmacht mit Unsicherheit und potenzieller Bedrohung assoziiert wird. Aufgrund des professionellen Selbstverständnisses ist Ohnmachtsempfinden unter Fachpersonen besonders unerwünscht. Vielfach verstehen sie sich als Problemlöser. Überspitzt formuliert, könnte man sagen: Der Klient präsentiert ein Problem und der Helfer sucht die Lösung dafür. Wenn das nicht möglich ist, weil es beispielsweise gar keine Lösung gibt oder weil der Klient gar keine Lösung sucht, werden Fachpersonen oft mit einem Gefühl von Ohnmacht und Hilflosigkeit konfrontiert. Ohnmachtsempfinden kann sich aber auch aus anderen Gründen einstellen, zum Beispiel weil sich trotz engagiertem Bemühen von Klient und Fachperson keine Veränderungen einstellen.

ANGST Eines der tabuisiertesten Gefühle gegenüber Klienten ist die Angst. Bei ehrlicher Betrachtung müssen wir zugeben, dass wir durchaus Angst vor unseren Klienten haben können, etwa vor deren Reaktionen, vor emotionalen Angriffen, Abwertungen oder vor körperlicher Bedrohung. Die Furcht vor Suizidankündigungen und Suizidversuchen sowie vor Selbstverletzungsverhalten kann besonders groß sein. Ich kenne Teams, in denen ausnahmslos alle Mitglieder durch einen bestimmten Klienten und seine Verhaltensweisen eingeschüchtert sind.

EKEL Ebenfalls tabuisiert ist Ekel. Ekel bezieht sich vielfach auf körperliche Prozesse, kann sich aber auch auf die ganze Person beziehen.

BEISPIEL

Frau M. arbeitet im Sozialpsychiatrischen Dienst, wo sie auch für Herrn B. zuständig ist. Er kommt etwa alle drei Wochen zu einem Gespräch und nimmt auch an einigen Gruppenangeboten teil. Er ist sehr dominant, wird im Gespräch schnell ärgerlich, wenn er unterbrochen wird, und beklagt sich sehr langatmig über sein gesamtes soziales Umfeld. Frau M. hört sehr geduldig zu und traut sich gar nicht, ihn im Gespräch zu begrenzen. Im Laufe der anderthalbjährigen gemeinsamen Arbeit entwickelt Frau. M. ein Ekelgefühl ihm gegenüber, das sich wohl einstellt, weil sie im Kontakt mit dem Klienten eigene Grenzen überschritten hat. Schließlich möchte sie ihm nicht mehr die Hand geben und ist bestrebt, dies zu vermeiden. Dann erst vertraut sie sich ihrem Team an und bittet darum, dass ein anderer Kollege Herrn B. übernimmt.

ÄRGER Schwierig für Fachpersonen kann auch Ärger sein. Dieser kann sich in einer milden Ausprägung als Genervtheit oder Gereiztheit dem Klienten gegenüber zeigen. Da viele Fachpersonen den Anspruch an sich selbst haben, immer verständnisvoll und empathisch zu sein, passen solche ablehnenden Empfindungen nicht zum Selbstkonzept.

Natürlich gibt es viele weitere unangenehme Gefühle, mit denen wir professionell Tätigen in unserer Arbeit konfrontiert werden. Ob sie unangenehm sind, hängt auch von unseren eigenen biografischen Erfahrungen ab. Wer mit einem cholerischen Vater aufgewachsen ist, wird möglicherweise bei einem Klienten mit ähnlichen Verhaltensweisen wieder in frühere Gefühle wie Angst oder Verachtung geraten. Wenn eine Fachperson selbst eine Traumatisierung erlitten hat, werden bei ihr vielleicht traumaassoziierte Gefühle aktiviert.

Unangenehme Gefühle im Klientenkontakt sind also vollkommen normal. Sie sind natürlicher Bestandteil menschlicher Begegnung und treten selbstverständlich auch in professionellen Beziehungen auf. Diese Gefühle sind nicht problematisch, sie können sogar wichtig für die therapeutische Arbeit sein. Heikel werden sie jedoch dann, wenn auf eine ungünstige Art und Weise mit ihnen umgegangen wird.

Gerade bei den tabuisierten Gefühlen reagieren Fachpersonen verständlicherweise eher mit dem Versuch, das Gefühl wegzudrücken, um es sich selbst nicht eingestehen zu müssen oder es im Team nicht wahrnehmbar werden zu lassen. Gerade diese Emotionssuppression ist eine der ungünstigsten Strategien zur Regulation unserer Gefühle. Sie kann negative Folgen für den professionell Tätigen haben: In der Klientenbegegnung aktivierte Gefühle klingen nicht so gut ab, wenn sie weggedrückt werden oder anderweitig ungünstig mit ihnen umgegangen wird. Im Extremfall können sie durch den innerpsychischen Umgang sogar noch verstärkt werden, etwa wenn die Fachperson sich selbst für die vorhandenen Gefühle verurteilt oder schämt. Sie nimmt dann unter Umständen die Gefühle »mit nach Hause«, das Abschalten fällt schwer oder die Gefühle zeigen sich auch in privaten Situationen. > Emotionssuppression, Seiten 16 f., 19 f., 50 ff., 90, 109

Das Wegdrücken unserer eigenen unerwünschten Gefühle kann aber auch negative Folgen für die Klienten haben. Besonders achtsam müssen wir dafür sein, wenn aus den weggedrückten Gefühlen sekundäre Gefühle werden. Wir versuchen, uns vor der Wahrnehmung eines Gefühls zu schützen, indem wir uns in ein anderes Gefühl »retten«. So kann Ohnmachtserleben durch Ärger überdeckt werden. Wir werden dann ärgerlich auf den Klienten und glauben meistens sogar, eine hinreichend gute Begründung dafür zu haben. In Wirklichkeit dient unser Ärger dazu, die Ohnmacht nicht fühlen zu müssen.

Wenn wir bestimmte unerwünschte Gefühle nicht tragen können, kommt es oft auch zu Handlungen, die aus professioneller Sicht letztlich nicht sinnvoll sind, sondern die lediglich dazu dienen, bestimmte Gefühle nicht fühlen zu müssen. So reagieren Fachpersonen auf Ohnmacht oft mit einem starken Handlungsdrang. Statt anzuerkennen, dass man sich gerade ohnmächtig fühlt und nichts tun kann, wird man besonders aktiv und verliert sich womöglich in unnötiger Aktivität oder setzt den Klienten unter Handlungsdruck. Im Extremfall kann sogar versucht werden, den Kontakt zum Klienten zu beenden, und zwar nicht, weil das fachlich sinnvoll wäre, sondern um sich vor den durch den Klienten aktivierten Gefühlen zu schützen.

Wir sollten möglichst bewusst und offen mit unseren eigenen unerwünschten Gefühlen umgehen. So können wir vermeiden, dass sie sich negativ auf die Beziehung zum Klienten auswirken oder unser Handeln bestimmen.

Umgang mit Emotionen im direkten Klientenkontakt und danach

Unter dem Blickwinkel eines guten Umgangs mit unseren Gefühlen und einer wirkungsvollen Psychohygiene bzw. Burnout-Prophylaxe sind verschiedene Verhaltensweisen im direkten Klientenkontakt und danach wünschenswert. Sie können Fachpersonen helfen, selbst zu regulieren, inwieweit sie sich von den Empfindungen des Gegenübers berühren lassen. Ferner dienen sie dazu, mit aktivierten Gefühlen so umzugehen, dass sie gut verarbeitet werden können und die professionelle Handlungsfähigkeit nicht beeinträchtigen.

GEFÜHLSQUALITÄTEN WAHRNEHMEN *Während* der Begegnung mit dem Klienten sollten sich Helfende ihrer möglicherweise auftretenden Gefühle bewusst sein. Dies setzt eine gut ausgeprägte innere Beobachterhaltung voraus, mit der wir in der Lage sind, die Gefühle wahrzunehmen, ohne sie schon handlungsleitend werden zu lassen. Dabei geht es zunächst nicht darum, über das Gefühl zu reflektieren, sondern es wahrzunehmen und im Hintergrund da sein zu lassen. Dies kann vor allem während eines Kontakts mit dem Klienten herausfordernd sein.

Viele der aktivierten Gefühle sind zunächst eher diffus und schwer zu greifen. Beispielsweise wird eine latente Unzufriedenheit wahrgenommen, eine beginnende Gereiztheit oder auf der körperlichen Ebene Unruhe oder Anspannung. Gefühle bereits während des Klientenkontakts zu erkennen hat zahlreiche Vorteile. Sie können leichter wieder abklingen, wenn sie wahrgenommen werden, und sie beeinflussen nicht so leicht unser Handeln, wenn sie uns bewusst sind. Das bewusste Wahrnehmen von Gefühlen wird nicht durch eine Entscheidung ermöglicht, sondern bedarf einer längeren Übung, in deren Folge die Wahrnehmung der Gefühle fast schon von allein geschieht.

Erscheint es sinnvoll, das Gefühl zu spüren, etwa weil es eine Folge einer hilfreichen Resonanz und eines Mitgefühls ist, so besteht die wichtige Fähigkeit darin, mit dem Gefühl verbunden zu bleiben. Die Fachperson sollte es also lernen, sich nicht vom Gefühl zu entfernen, und sollte die Strategien kennen, mit denen das geschieht. Erscheint es nicht sinnvoll, das Gefühl zuzulassen, etwa weil es für die therapeutische Beziehung gar nicht hilfreich ist (etwa übermäßiger Ärger), so sollte eine Strategie eingesetzt werden, um Abstand zum aktivierten Gefühl zu gewinnen.

Mitarbeitende sollten über mindestens eine für sie wirksame Technik verfügen, um sich vor zu starken Gefühlen zu schützen. Dazu gehören ein beruhigender Atem, eine gezielte Wahrnehmung einer als angenehm erlebten Körperregion oder imaginative Techniken, bei denen etwa versucht wird, sich durch die Vorstellung eines Kokons oder Ähnlichem vor der emotionalen »Ausstrahlung« anderer zu schützen.

Manchmal werden Mitarbeitende aber auch von sehr starken Gefühlen berührt. In vielen solchen Situationen kann dem Klienten gegenüber offen damit umgegangen werden, die Mitarbeiterin schildert dann beispielsweise, dass ihr selbst gerade die Tränen kommen, wenn sie dem Klienten zuhört. Selbst Gefühle, die bei Fachpersonen meistens tabuisiert sind, etwa Wut auf den Klienten, können wichtige Prozesse in Gang setzen und sollten nicht generell unterdrückt werden. Es gibt allerdings Situationen, in denen es nicht sinnvoll ist, dem Klienten die eigenen Gefühle zu zeigen, oder der Mitarbeiter das Gefühl nicht zeigen möchte. Das ist dann sinnvoll, wenn der Mitarbeitende Gefühle von Ekel ausdrückt, denn das würde auf der anderen Seite ein starkes Gefühl von Abgelehntsein hervorrufen.

SICH ZEIT GEBEN *Nach* einem Klientenkontakt existieren ebenfalls zahlreiche hilfreiche Strategien.

Wenn starke Gefühle aktiviert wurden, braucht es die Möglichkeit, dass die Gefühle innerpsychisch verarbeitet werden können. Dazu bedarf es Zeit, in der man nicht mit anderen Dingen beschäftigt ist. Die Verarbeitung der Gefühle geschieht vor allem unbewusst. Es ist nicht in erster Linie ein gezieltes Nachdenken über Gefühle, sondern das Zur-Verfügung-Stellen der inneren Verarbeitungsmöglichkeit. Wenn zum Beispiel ein sehr emotionsaktivierendes Gespräch mit einem Klienten zu Ende ist, sollte danach zunächst einmal »nichts« stattfinden. Stattdessen öffnet man vielleicht das Fenster, trinkt einen Schluck Wasser, nimmt den Körper wahr und löst die entsprechende Anspannung, die sich während des Kontakts aufgebaut hat. Kontraindiziert wäre es demgegenüber, sofort in eine erneute Aktivität zu gehen, etwa zu telefonieren, E-Mails zu beantworten oder ins Stationszimmer zu gehen, um dort auch schon gleich mit der nächsten Herausforderung konfrontiert zu werden.

Die Pflicht zur Dokumentation, so unangenehm sie oft sein mag, erleichtert die emotionale Verarbeitung, da sie auch eine Nachreflexion beinhaltet und die Fachperson davon abhält, sich nach dem Klientenkontakt sofort neuen Aufgaben zuzuwenden. Das Gespräch mit Kollegen und Kolleginnen kann für die emotionale Verarbeitung ebenfalls sehr wichtig sein. Dabei sollte darauf geachtet werden, dass auch über das eigene Empfinden gesprochen wird. So dient das Nacherzählen von Schilderungen des Klienten nur dann der eigenen Verarbeitung, wenn auch darüber gesprochen wird, welche Empfindungen bei der helfenden Person aufgetreten sind.

Mitarbeitende, die aufsuchend tätig sind, können die Fahrten zwischen den Terminen nutzen, um die innerpsychische Verarbeitung von aktivierten Empfindungen zu unterstützen. Dafür sollte das Autoradio ausgeschaltet bleiben, damit nicht weitere Inputs verarbeitet werden müssen. Da sich Gefühle und auch weggedrückte Gefühle besonders stark auf der körperlichen Ebene bemerkbar machen, können verschiedenste Körperübungen genutzt werden, um die emotionale Verarbeitung zu unterstützen. Dazu gehört es beispielsweise, sensibel für körperliche Anspannungen zu sein und diese wieder zu lösen. Durch Schüttelübungen, Atemtechniken oder auch einfach durch körperliche Aktivität können emotionale Energien ebenfalls gut abgebaut werden.

Im Nachhinein, beispielsweise in Teambesprechungen und Supervisionen, kann es natürlich sehr wichtig sein, über das Gefühl zu reflektieren. Vor allem wenn bestimmte Gefühle länger anhalten, sollte der Hintergrund dieser emotionalen Aktivierung betrachtet werden: Warum beschäftigt mich das so? Was hat das Thema des Klienten mit meinem eigenen Leben zu tun? Welche Gefühle sind bei mir aktiviert worden?

Sollten aktivierte Gefühle wochenlang anhalten oder werden Gefühle sehr schnell wieder aktiviert, so sollten sie unbedingt ***im Team offengelegt und in der Supervision besprochen werden.***

Umgang mit Gefühlen im Team

Ein gut funktionierendes Team zeichnet sich unter anderem dadurch aus, dass Mitarbeitende ihre Gefühle zeigen und offen über sie sprechen können. Das betrifft Gefühle, die sozusagen »mitgebracht« werden, also Gefühle, die bei der Fachperson unabhängig von Begegnungen mit Klienten aktiviert sind. Das mag die schon seit Längerem etwas gedrückte Grundstimmung eines Kollegen sein, der in den letzten Monaten mehrere Todesfälle im näheren Umfeld zu bewältigen hatte. Das ist ebenso die ängstlich in die Arbeit kommende Kollegin, die auf ihrem Arbeitsweg beinahe in einen schweren Verkehrsunfall verwickelt worden wäre. Aber auch Gefühle, die von Klienten ausgelöst werden, können in einem solchen Team offen besprochen werden. Dabei sind im Idealfall selbst Gefühle wie Angst, Ekel oder Wut keine tabuisierten Emotionen.

Der offene Umgang mit Gefühlen gelingt nur, wenn sich auch die Leitungsebene, zumindest jene Leitungspersonen, die mit den Mitarbeitenden in intensivem Kontakt stehen, nicht ausnehmen und selbst einen achtsamen Umgang mit Gefühlen praktizieren. Ein solcher Umgangsstil bildet die beste Burnout-Prophylaxe, schafft einen guten und vertrauensvollen Zusammenhalt im Team und kreiert eine Atmosphäre in der Einrichtung, die es auch Klientinnen und Klienten erleichtert, sich selbst mit den eigenen Gefühlen zu zeigen. Es sollte also auch in Teams keine übermäßige professionelle Distanz herrschen.

Die in manchen Teams anzutreffende Haltung »Es geht hier nicht um uns, sondern um unsere Klienten« lässt den systemischen und atmosphärischen Aspekt von Gefühlen schnell außer Acht. Wenn sich Mitarbeitende in Bezug auf Gefühle bedeckt halten, wird es nicht gelingen, bei Klienten eine offene und ehrliche Atmosphäre zu kreieren. Wenn sich Helfende im Team emotional zurückhalten, kann das nicht mit »Professionalität« begründet werden. Hintergrund ist zumeist Angst, ein fehlendes Vertrauensverhältnis oder die Persönlichkeitsstruktur der helfenden Person. Sich emotional zu zeigen hat nichts mit der früher häufiger anzutreffenden Selbsterfahrungsverliebtheit mancher Teams zu tun. Es geht nicht darum, sich ständig mit sich selbst zu beschäftigen, sondern um einen offenen und durchaus auch emotionalen Kontakt miteinander, von dem dann die Klienten ebenfalls profitieren.

Wenn innerhalb des Teams Gefühle angesprochen werden, geht es vor allem um das offene und ehrliche Schildern eigener Gefühle und nicht um deren Bearbeitung. Dafür ist eine professionelle Unterstützung wünschenswert, die jede Fachperson bei Bedarf für sich in Anspruch nehmen sollte.

Nach meiner Erfahrung darf nicht unterschätzt werden, dass starke Emotionen oft durch Teamdynamiken und Konflikte der Mitarbeitenden untereinander aktiviert werden. Der Ausspruch »Die Klienten sind noch das kleinere Problem!« hat in manchen Teams tatsächlich seine Gültigkeit. Es ist wichtig, die verschiedenen Emotionen der Mitarbeitenden offen anzusprechen, ohne dass das Team durch solche Konflikte seine Funktionsfähigkeit verliert.

SUPERVISION In Teamsupervisionen habe ich es mehrmals erlebt, dass Gefühle unter Kollegen, die zu lange weggedrückt wurden, irgendwann schwerwiegende Teamverwerfungen bewirkten und sogar den vertrauensvollen Kontakt untereinander unmöglich machten. Vor allem in Supervisionen sollte offen über alle Empfindungen gesprochen werden können. Wenn das nicht der Fall ist, sollte dies zum Thema werden. Angst, fehlendes Vertrauen und vieles mehr innerhalb eines Teams dürfen längerfristig nicht hingenommen werden, da sie sich negativ auf die professionelle Handlungsfähigkeit, die Arbeitszufriedenheit, die Teamzusammenarbeit und die Atmosphäre in der Einrichtung auswirken.

Sich der eigenen Emotionalität in Arbeitsprozessen zu stellen bewirkt nicht nur eine zufriedenstellendere Atmosphäre, sondern hat so gut wie immer auch bessere Arbeitsergebnisse mit den Klientinnen und Klienten zur Folge.

Literatur

AMERING, M.; SCHMOLKE, M. (2011): Recovery. Das Ende der Unheilbarkeit. Köln.

AUSZRA, L.; HERMANN, I.; GREENBERG, L. (2017): Emotionsfokussierte Therapie. Ein Praxismanual. Göttingen.

BARNOW, S.; FREYBERGER, H. J.; FISCHER, W.; LINDEN, M. (Hg.) (2008): Von Angst bis Zwang: Ein ABC der psychologischen Störungen: Formen, Ursachen und Behandlung. Bern.

BARNOW, S. (2015): Gefühle im Griff! Wozu man Emotionen braucht und wie man sie reguliert. Stuttgart.

BÖCKER, J. (2018): Emotionsfokussierte Therapie. Paderborn.

BOHUS, M.; WOLF, M. (2009): Interaktives Skillstraining für Borderline-Patienten. Stuttgart.

BERKING, M. (2010): Training emotionaler Kompetenzen. Stuttgart.

BODEN, M.; FELDT, D. (2011): Gefühle erkennen, annehmen und gut mit ihnen umgehen. Ein Handbuch zur Gruppenmoderation und zur Selbsthilfe. Köln.

BRAKEMEIER, E. L. u. a. (2012): Chronische Depression. Göttingen.

EIFERT, G. H. u. a. (2009): Mit Ärger und Wut umgehen. Der achtsame Weg in ein friedliches Leben. Bern.

EISMANN, G.; LAMMERS, C. H. (2017): Emotionsregulation. Weinheim.

EKMAN, P. (2016): Gefühle lesen. Wie Sie Emotionen erkennen und richtig interpretieren. Heidelberg.

FORSYTH, J. P.; EIFERT, G. H. (2010): Mit Ängsten und Sorgen erfolgreich umgehen. Ein Ratgeber für den achtsamen Weg in ein erfülltes Leben mit Hilfe von ACT. Buch mit CD. Göttingen.

FRANZ, M. (2016): Vom Affekt zum Mitgefühl. Entwicklungspsychologische und neurowissenschaftliche Aspekte der emotionalen Regulation am Beispiel der Alexithymie. In: LEWKOWICZ, E.-M. u. a. (Hg.): Führung und Gefühl, S. 15–35.

Gilbert, P. (2013): Compassion focused therapy. Paderborn.

Greenberg, G. (2011): Emotionsfokussierte Psychotherapie. München.

Hammer, M. (2018): Liebe das Kind in dir. München.

Harris, R. (2013): Wer vor dem Schmerz flieht, wird von ihm eingeholt. Unterstützung in schwierigen Zeiten. München.

Herwig, U. u. a. (2010): Self-related awareness and emotion regulation. In: *Neuroimage*, 50, 2, 734–741.

Immenschuh, U.; Marks, S. (2014): Scham und Würde in der Pflege. Frankfurt.

Irons, C. (2019): Difficult Emotions. London.

Jennissen, S. u. a. (2016): Emotion dysregulation mediates the relationship between child maltreatment and psychopathology: A structural equation model. In: *Child Abuse & Neglect,* 62, S. 51–62.

Kahneman, D. (2012): Schnelles Denken, langsames Denken. München.

Kast, V. (2013): Freude, Inspiration, Hoffnung. Ostfildern.

Knuf, A. (2013): Ruhe, ihr Quälgeister. Wie wir den Kampf gegen unsere Gefühle beenden können. München.

Knuf, A. (2016 a): Sei nicht so hart zu dir selbst. Selbstmitgefühl in guten und in miesen Zeiten. München.

Knuf, A. (2016 b): Empowerment und Recovery. Köln.

Knuf, A.; Hammer, M. (2013): Die Entdeckung der Achtsamkeit in der Arbeit mit psychisch erkrankten Menschen. Köln.

Knuf, A.; Tilly, C. (2018): Borderline. Das Selbsthilfebuch. Köln.

Kolts, R. (2014): Schließe Freundschaft mit deiner Wut: Wie Achtsamkeit und Mitgefühl dabei helfen können, besser mit Ärger und Wut umzugehen. Freiburg i. B.

Lammers, C. H. (2011): Emotionsbezogene Psychotherapie. Grundlagen, Strategien, Techniken. Stuttgart.

LAMMERS, C. H. (2015): Emotionsfokussierte Methoden. Weinheim.
LAMMERS, M. (2016): Emotionsbezogene Psychotherapie von Scham und Schuld. Stuttgart.
LAMMERS, M.; OHLS, I. (2017): Mit Schuld, Scham und Methode. Köln.
LINEHAN, M. (2008): Dialektisch-behaviorale Therapie der Borderline-Persönlichkeitsstörung. München.
LUOMA, J. u. a. (2009): ACT-Training Handbuch: Acceptance & Commitment Therapie. Ein Lernprogramm in zehn Schritten. Paderborn.
MENNIN, D. S. u. a. (2002): Applying an emotion regulation framework to integrative approaches to generalized anxiety disorder. In: *Clinical Psychology*, 9, 1, S. 85–90.
NEFF, K. (2012): Selbstmitgefühl. Wie wir uns mit unseren Schwächen versöhnen und uns selbst der beste Freund werden. München.
NISSEN, L.; STURM, M. (2018): Emotionsvermeidung überwinden: Eine integrative Methode zur Regulierung des inneren Alarmsystems. Paderborn.
PLAMPER, J. (2012): Geschichte und Gefühl. München.
PLASSMANN, R. (2019): Psychotherapie der Emotionen. Gießen.
SEIFFGE-KRENKE, I. (2000): Causal links between stressful events, coping style, and adolescent symtpomatology. In: *Journal of Adolescence*, 23, 6, S. 675–691.
REICHEL, A. M. (2019): Traumasensible psychiatrische Pflege. Köln.
TEISMANN, T. (2014): Grübeln. Wie Denkschleifen entstehen und wie man sie löst. Köln.
TEISMANN, T.; MARGRAF, J. (2018): Exposition und Konfrontation. Göttingen.
TEISMANN, T.; EHRING, T. (2019): Pathologisches Grübeln. Göttingen.

Tirch, D. (2014): Selbstmitgefühl als Weg durch Angst und Panik: Ein praktischer Ratgeber auf Basis der Compassion Focused Therapy. Freiburg i. B.

Wagner, B. (2013): Komplizierte Trauer. Grundlagen, Diagnostik, Therapie. Stuttgart.

Young, J. E. u. a. (2005): Schematherapie. Ein praxisorientiertes Handbuch. Paderborn.

Wendisch, M. (2015): Verhaltenstherapie emotionaler Schlüsselerfahrungen. Bern.